AF287729

Ganzheitliche Wundversorgung

Behandlungskonzepte aus der Naturheilkunde

Agnieszka See

Wichtiger Hinweis: Die Autorin hat große Sorgfalt auf die (therapeutischen) Angaben, insbesondere Dosierungen, Indikationen und Warnhinweise, verwendet. Dennoch entbindet dies den Anwender dieses Werkes nicht von der eigenen Verantwortung. Weder die Autorin noch der Verlag können für eventuelle Nachteile und Schäden eine Haftung übernehmen, die aus den im Buch gemachten Hinweisen und Rezepturen resultieren.
Die in diesem Buch enthaltenen Ratschläge können und sollen keine fachliche Beratung durch den Arzt oder Heilpraktiker ersetzen. Einige Therapieempfehlungen müssen durch einen Arzt oder Heilpraktiker angeordnet bzw. durchgeführt werden, andere können an die Pflegefachkraft delegiert werden.

Gender-Hinweis: Aus Gründen der besseren Lesbarkeit wird auf eine geschlechtsspezifische Differenzierung verzichtet. Entsprechende Begriffe gelten im Sinne der Gleichbehandlung grundsätzlich für alle Geschlechter. Die verkürzte Sprachform beinhaltet keine Wertung.

1. Auflage 2023

© 2023 ML Verlag in der mgo fachverlage GmbH & Co. KG, Kulmbach

Druck: Appel & Klinger Druck und Medien GmbH, Schneckenlohe

Das Werk einschließlich all seiner Teile ist urheberrechtlich geschützt.
Vervielfältigung, Übersetzung, Mikroverfilmung, Einspeicherung und Verarbeitung in elektronischen Systemen sind unzulässig und strafbar.

Titelbild: © Mila Supinskaya – stock.adobe.com

www.ml-buchverlag.de

ISBN (Buch): 978-3-96474-681-8
ISBN (E-Book/PDF): 978-3-96474-682-5

Inhaltsverzeichnis

Vorwort 5

Einführung 7
Was ist eine Wunde? 8
Wundheilung 8
Wundarten 10

Schulmedizinische Behandlungsmöglichkeiten von Wunden 13
Voraussetzungen für eine ideale Wundversorgung 14
Alginat 15
Kompressen 17
Semipermeable Wundfolien 18
Hyaluronsäure 19
Hydrogel 20
Hydropolymer-Verbände 22
Hydrokolloid 22
Hydrofiber 24
Aktivkohle 25
Kollagen-Wundauflagen 26
Nasstherapie 27
Silberhaltige Wundauflagen 28
Superabsorber 29
Vakuumtherapie 30
Imprägnierte Wundgazen (Wunddistanzgitter) 30
Folien 31
Hydrophobe Wundauflagen 32
Antiseptika 34
Wunddokumentation 37

Die Wunde aus Sicht der Naturheilkunde 39
Naturheilkundliche Therapien 41
Aromatherapie 41
Hautpflege Basisöle 51
Blutegel / Hirudotherapie 55
Madentherapie / Larventherapie 63
Akupunktur 66
Phytotherapie 71
REGENA-Therapie 77
Honig 78
Darmsanierung 79
Nährstoffversorgung 84
TENS (Transkutane elektrische Nervenstimulation) 93
Ozontherapie 99

Spenglersan® Therapie 103
Plasma Therapie mit Plasma One 106
Säure-Basen-Haushalt. 108
Eigenharnbehandlung. 123
Laser-Therapie 125
Infusionstherapie und Injektionstherapie. 130
Oxyvenierung nach Dr. Regelsberger 133
Hydroxypathie 134
Homöopathie 136
Mykotherapie. 137

Anhang 151
Literaturverzeichnis. 151
Glossar 155
Bildquellenverzeichnis. 156
Die Autorin. 157

Vorwort

Ich möchte mich erst einmal bei allen bedanken, die mich bei der Umsetzung dieses Buches begleitet, motiviert und unterstützt haben. Ich danke meinem Ehemann für seine Geduld und seine Liebe.

Ich möchte mit diesem Buch unterstützende naturheilkundliche Therapien aufzeigen, um die Wundversorgung zu optimieren und den besten Nutzen für unsere Patienten zu erzielen, damit diese auch Möglichkeiten erhalten ihre Selbstheilungskräfte zu aktivieren, um bewusst an der Wundversorgung mitarbeiten zu können. Dieses Buch richtet sich vor allem an Ärzte, Heilpraktiker und Wundexperten.

Ich selbst bin Gesundheits- und Krankenpflegerin, Wundexpertin ICW sowie Heilpraktikerin und Ernährungsberaterin. Ich kenne also die Medizin sowie die Naturheilkunde. Ich möchte beides miteinander kombinieren, denn so kann man den größten Nutzen für seine Patienten erlangen.

In diesem Buch werde ich nur kurz auf die Wunde an sich, die Wundarten und Wundheilungsphasen eingehen. Ich setze die medizinische Anamnese und Diagnostik sowie Therapieverfahren nach Expertenstandart für chronische Wunden voraus. Ich möchte eher auf die naturheilkundliche Sicht eingehen und verschiedene unterstützende Therapien vorstellen. Einige Therapien sind durch Studien in ihrer Wirksamkeit belegt, andere sind auf Erfahrungsberichten meiner Kollegen begründet. Dieses Buch weist nur Möglichkeiten auf.

Ich werde die Therapie immer kurz vorstellen und auf mögliche Indikationen in der Wundversorgung, Kontraindikationen sowie Wirkweisen eingehen.

Mein Ziel ist ein medizinisch und naturheilkundlicher kollegialer Austausch zwischen allen Beteiligten in der Wundversorgung. Ich bin dankbar über Kritik, Lob und Verbesserungsvorschläge oder Anwendungsbeobachtungen. Diese können Sie mir gerne per E-Mail an info@cv-see.de zukommen lassen, damit wir uns gemeinsam weiterentwickeln und voneinander lernen können.

Ich wünsche allen viel Spaß beim Lesen.

Liebe Grüße
Agnieszka See

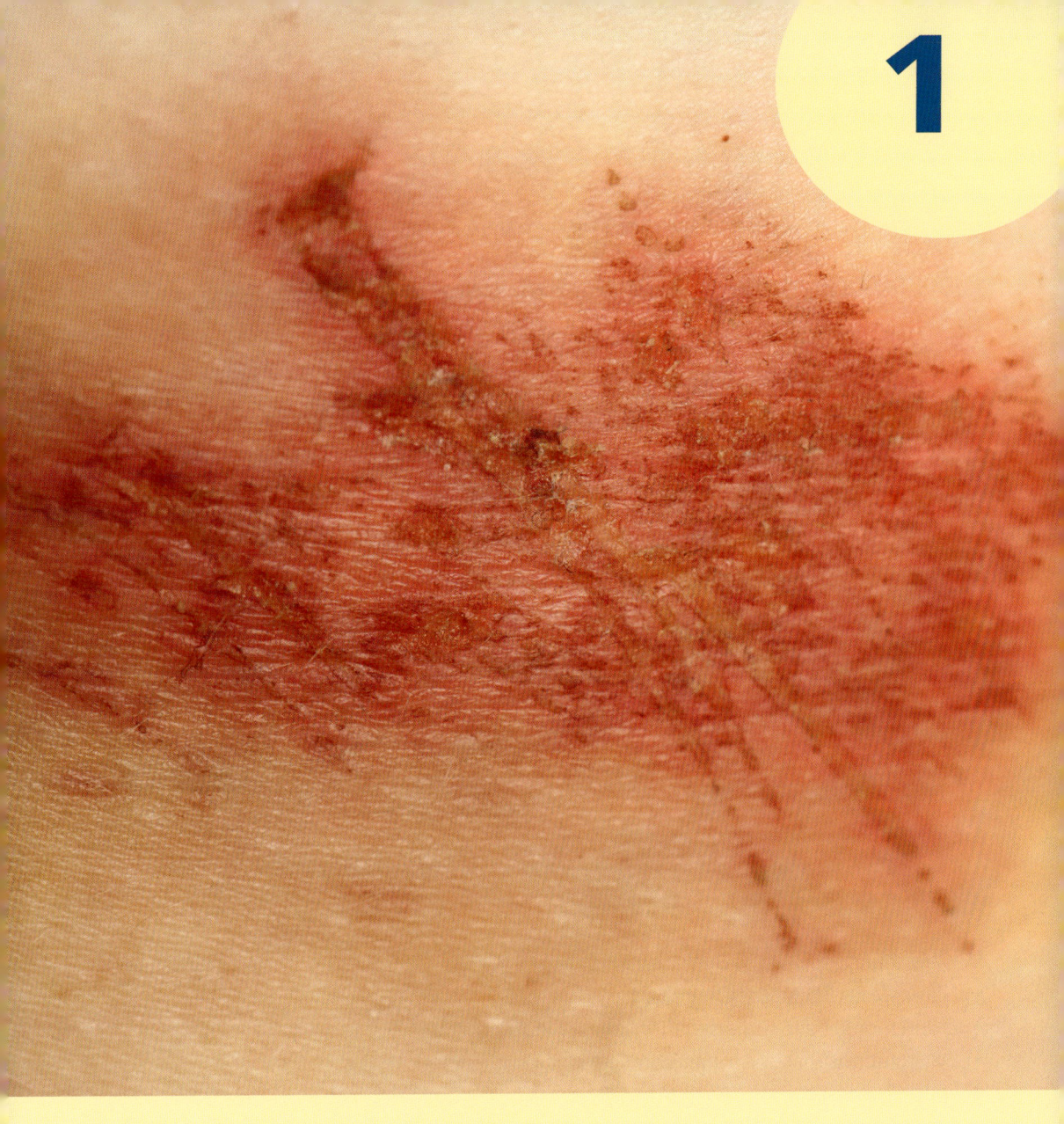

1

Einführung

Was ist eine Wunde?

„Als Wunde wird der Barriereverlust zwischen dem Körper und der Umgebung durch Zerstörung von Gewebe an äußeren oder inneren Körperoberflächen bezeichnet."
(Standards für die Diagnostik und Therapie chronischer Wunden, Stand 2020)

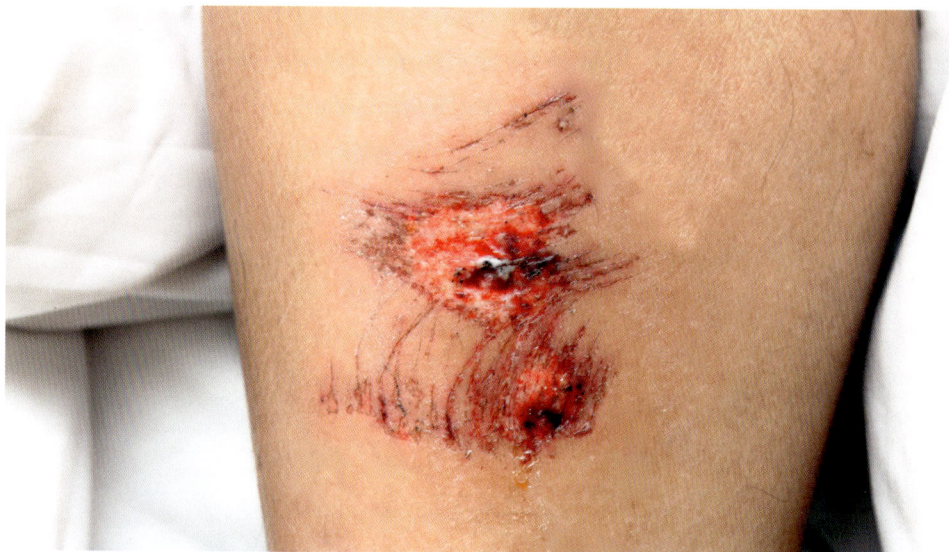

Abb. 1: Oberflächige Hautverletzung

Wundheilung

Die Wundheilung wird in 5 Phasen eingeteilt:
- Hämostase (Blutstillung) → Tag 1
- Exsudationsphase (Inflammationsphase, Blutreinigung) → Tag 1–4
- Proliferationsphase (Aufbau von Granulationsgewebe) → Tag 2–14
- Epithelisierungsphase (Ausreifung, Reparatur von Epithelgewebe) → Tag 3–21
- Remodellierung (Masturationsphase, Narbenbildung) → ab Tag 20

Die Phase 2–4 können gleichzeitig in einer chronischen Wunde auftreten. Ich werde hier nicht jede einzelne Phase beschreiben, da ich das als bekannt voraussetze. Die Wundheilung wird durch zahlreiche endogene und exogene Faktoren beeinflusst. Zu den exogenen Faktoren zählen z. B. mechanische Traumen; thermische, chemische und elektrische Verbrennungen; Infektionen und ionisierte Strahlung. Zu den endogenen Faktoren zählen Neoplasmen, Dekubitus, diabetische Fußulzera und kutane Ulzerationen verschiedener Ätiologien. Die Wundheilung ist ein komplexer Prozess, in dem der Körper die verletzte Struktur wiederherzustellen versucht. Mal gelingt es vollständig und wir sprechen von einem hergestellten Gewebe mit voller Funktion, der Regeneration.

Wenn es nicht gelingt und Gewebe ersetzt werden muss und dabei Funktionen verloren gehen sprechen wir von einer Defektheilung oder Narbenbildung.

Folgende Zytokine und Wachstumsfaktoren sind an der Wundheilung beteiligt:

- PDGF (platelet derived growth factor)
- TGF-α, TGF-β (transforming growth factor)
- EGF (epidermal growth factor)
- FGF (fibroblast growth factor)
- KGF (keratinocyte growth factor)
- TNF-α (tumor necrosis factor alpha), TNF-β
- IL-1, IL-2, IL-4, IL-6, IL-7, IL-8, IL-10 (Interleukine)
- IFN-α , IFN-β, IFN-γ (Interferone)
- TXA2 (thromboxan A2)
- GM-CSF (granulocyte macrophage colony-stimulating factor)
- IGF (insulin-like growth factor)
- CTGF (connective tissue growth factor)
- HB-EGF (heparin-binding epidermal growth factor)
- VEGF (vascular endothelial growth factor)
- NGF (nerve growth factor)[1]

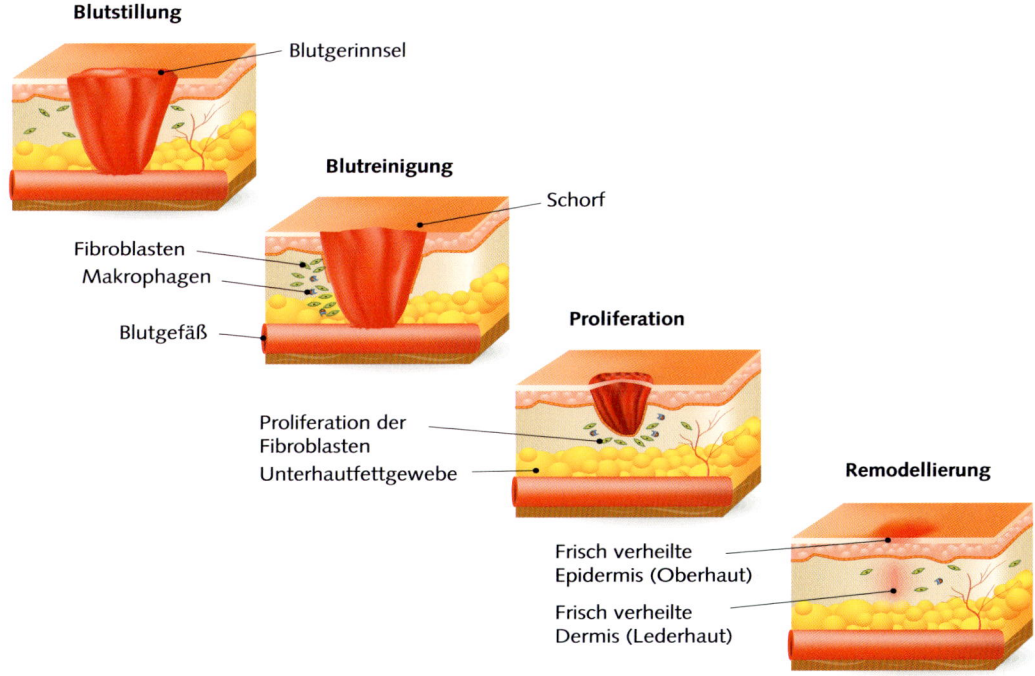

Blutstillung
— Blutgerinnsel

Blutreinigung
— Schorf

Fibroblasten
Makrophagen

Blutgefäß

Proliferation

Proliferation der
Fibroblasten
Unterhautfettgewebe

Remodellierung

Frisch verheilte
Epidermis (Oberhaut)

Frisch verheilte
Dermis (Lederhaut)

Abb. 2: Wundheilung

1   „Dr. Guck`s Kompendium", Ligasano, zuletzt aktualisiert am 01.04.2022, https://www.ligasano.com/de/dr-gucks-kompendium.

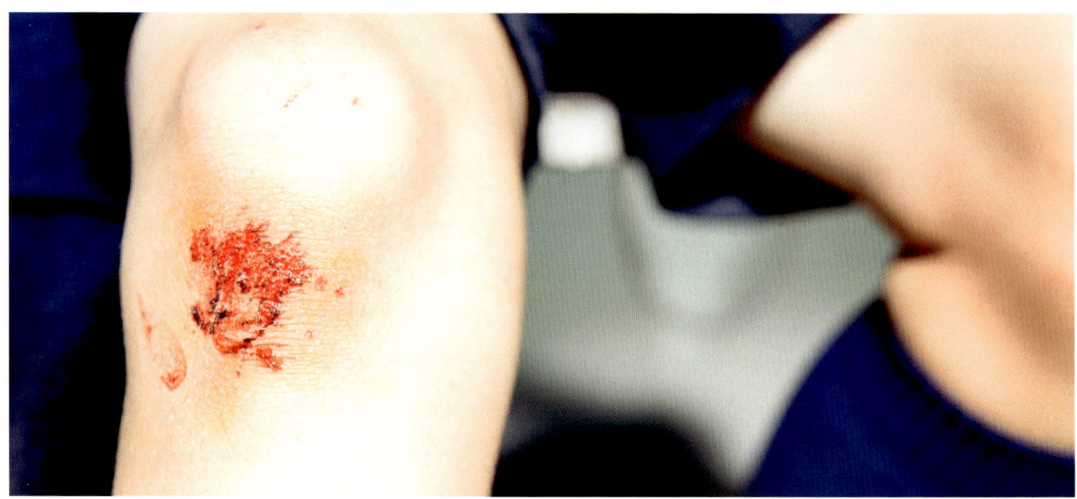

Abb. 3: Schürfwunde

Wundarten

Es wird zwischen akuten und chronischen Wunden unterschieden. Einfach ausgedrückt ist eine akute Wunde eine Wunde, die nicht chronisch ist. Chronische Wunden sind Wunden, die nach 8 – 12 Wochen noch nicht abgeheilt sind.

Zu den akuten Wunden gehören:
- Schnittverletzungen → mechanische Ursache
- Schürfwunden
- Platzwunden
- Kratz- oder Bisswunden
- Operationswunden → ärztlicher Eingriff als Ursache
- Wunden, die durch Hitzeeinwirkung oder durch chemische Belastung, wie zum Beispiel durch Säure, entstehen
- Verbrennungen und Verbrühungen
- Erfrierungen
- Amputationen

Akute Wunden heilen in der Regel innerhalb von 2 – 3 Wochen ab. Meist liegen keine weiteren Grunderkrankungen vor. Im Mittelpunkt steht hier die primäre Wundheilung.

Primäre Wundheilung finden wir bei aseptischen, nicht infizierten Läsionen mit scharf abgegrenzten Rändern und einem kleinen Gebiet zerstörten Gewebes. Bei diesen durch scharfe Objekte entstandenen Wunden, deren Wundränder nahe beieinanderliegen, mit kaum Substanzverlust, führt der Wundverschluss zu einer kaum sichtbaren Narbe mit funktionell und kosmetisch akzeptablem Ergebnis.[2]

---

2   „Dr. Guck's Kompendium".

Die sekundäre Wundheilung ist die übliche Wundheilung bei ausgedehnten Läsionen mit Gewebeverlust und auseinanderklaffenden Wundrändern. Die Wunde muss zuerst mittels Granulationsgewebe wieder aufgefüllt werden. Danach wandern vom Wundrand aus Epithelzellen ein, die sich über das Granulationsgewebe legen. Die Narbenbildung ist stark ausgeprägt.[1]

Chronische Wunden heilen meist nach 8−12 Wochen noch nicht ab. Häufig liegen schwere Grunderkrankungen vor (zum Beispiel Diabetes), die die Wundheilung negativ beeinflussen. Zudem können Infektionen, Mangelernährung, schlechter Immunstatus, Durchblutungsstörungen, Adipositas, Schmerzen, hohes Alter und/oder Medikamenteneinnahme die Wundheilung beeinträchtigen. Hier ist eine ausführliche Anamnese und Diagnostik sehr wichtig, um schon die kausalen Probleme behandeln zu können.

Zu den chronischen Wunden zählen häufig:
• Dekubitus
• diabetisches Fußsyndrom
• Ulcus cruris venosum
• Ulcus cruris arteriosum

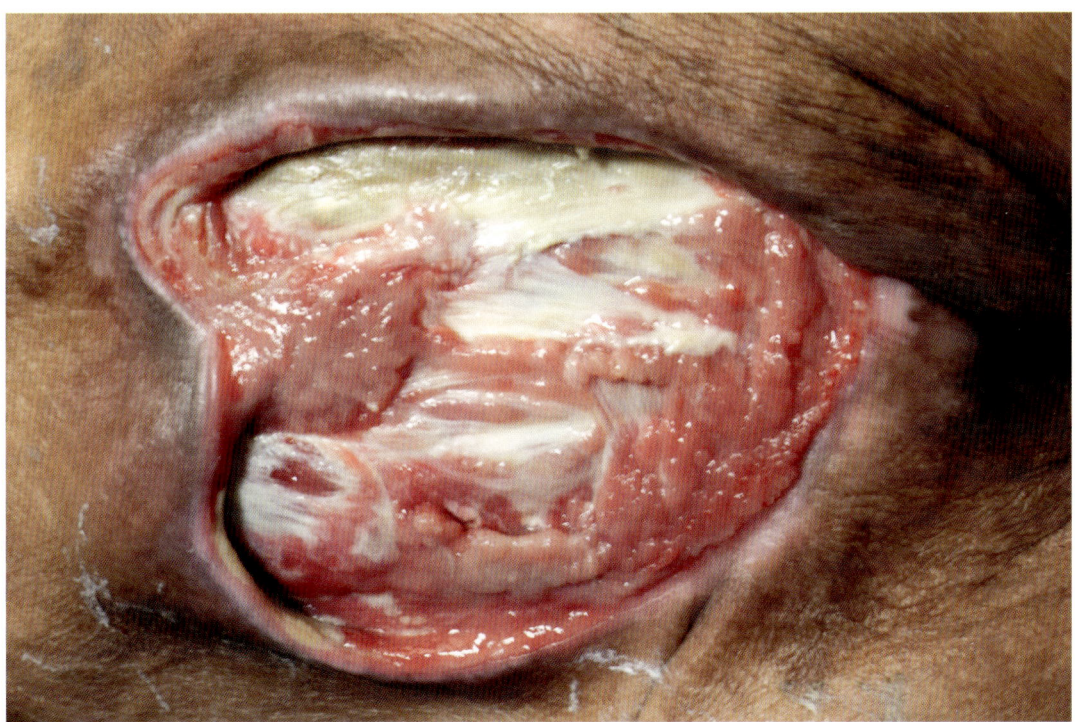

Abb. 4: Dekubitus Grad IV, Kreuzbeinbereich, auf 12 Uhr und 8 Uhr Taschenbildung unklarer Tiefe, 12 Uhr fester Fibrinbelag, zwischen 3 Uhr und 5 Uhr Hypergranulation, 80% Granulationsgewebe, Wundrand ist scharf abgegrenzt, beginnende Epithelisierung vom Wundrand

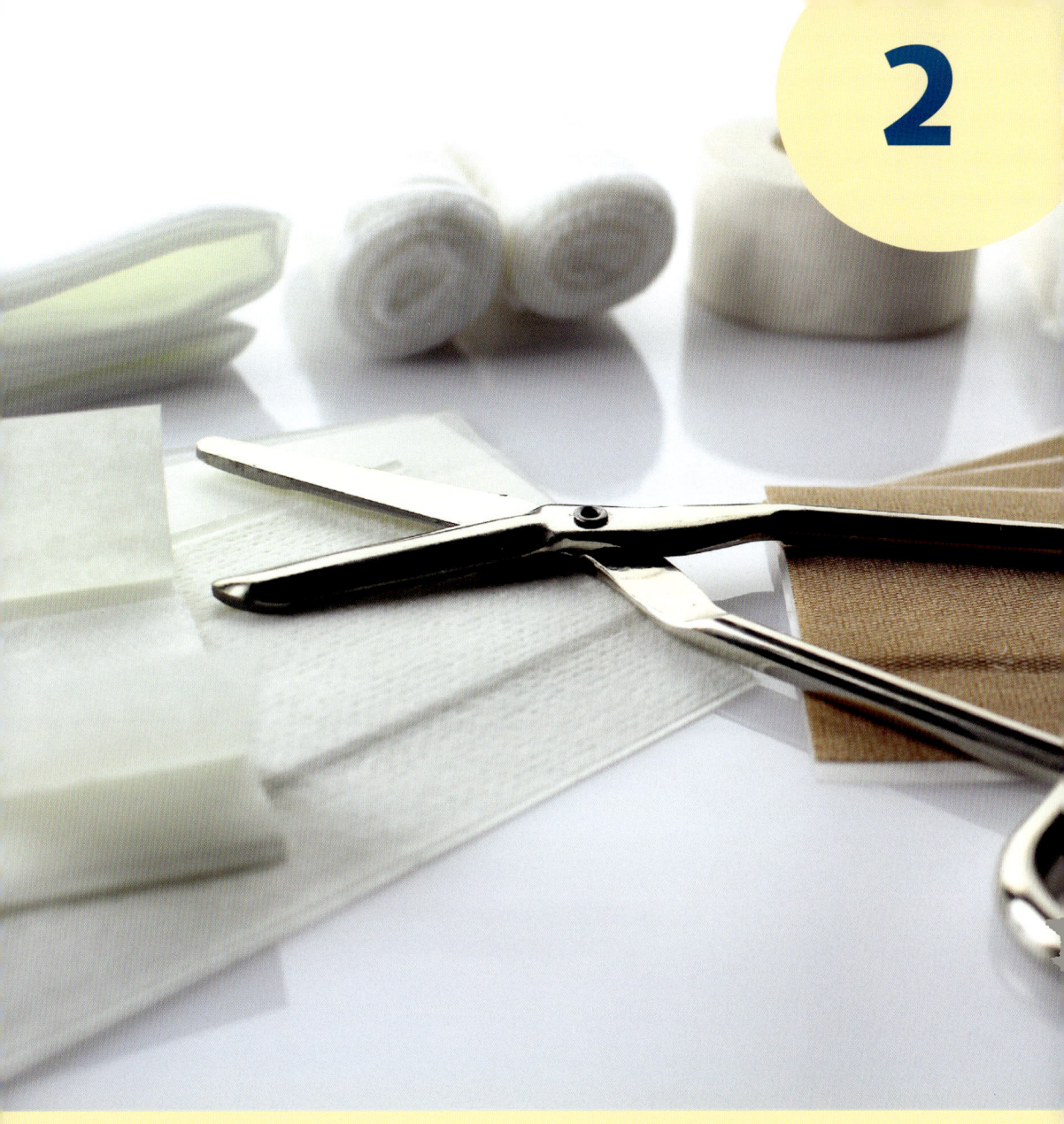

Schulmedizinische Behandlungsmöglichkeiten von Wunden

Neben Anamnese und Diagnostik liegen die Schwerpunkte in der Schulmedizin auf der Wiederherstellung der Durchblutung (Bypass-OP), Nekrosenabtragung mittels chirurgischen Débridement, Schmerztherapie, Amputationen, Schuh- und Hilfsmittelverordnung, Diabetesbehandlung, Wundbehandlung, psychologischer Beratung, häuslicher Versorgung und Sepsisbehandlung.

Es ist ein Zusammenspiel von verschiedenen Einrichtungen, Fachärzten, Versorgungszentren, Wundambulanzen, Pflegediensten und vielen mehr.

Ich werde an dieser Stelle nur noch kurz auf die Verbandsmittel eingehen. Die schulmedizinische Behandlung wird schon in genügend Büchern dargestellt. In diesem Buch ist es mir wichtig, die naturheilkundliche Sicht und die Behandlungsmöglichkeiten aus der Naturheilkunde vorzustellen.

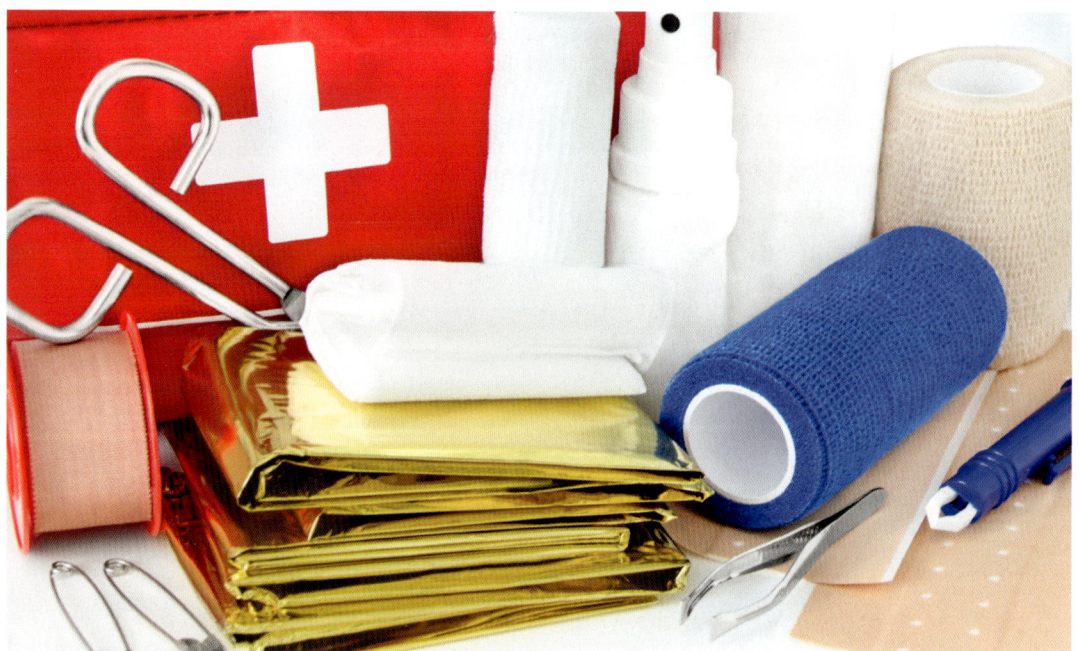

Voraussetzungen für eine ideale Wundversorgung

Wunden sollten phasengerecht behandelt werden. Die spezifischen physiologischen Vorgänge der einzelnen Wundheilungsphasen können durch adäquate Wundauflagen unterstützt werden. Beim Übergang in andere Heilungsphasen müssen die Wundauflagen-Typen gewechselt werden.

- physiologische und phasenadaptierte positive Beeinflussung der Wundheilung
- Aufrechterhaltung eines feuchten Wundmilieus
- Aufrechterhaltung des Gasaustausches

- ausreichende Exsudataufnahme zur Vermeidung einer feuchten Kammer oder Mazeration der Wunde bzw. Wundränder
- Aufrechterhaltung einer für die Wundheilung optimalen Temperatur
- kein Anhaften an den Wundrand (atraumatischer Verbandswechsel)
- kein Abgeben von Fasern, Partikeln oder zytotoxischen Substanzen in die Wunde
- Verwendung möglichst hypoallergener Materialien
- mechanischer Schutz der Wunde
- Inspektion der Wunde ohne Verbandswechsel möglich
- möglichst wenig Einschränkung der Mobilität des Patienten
- Verband in geeigneten Größen und Formen lieferbar, ansonsten schneidbar
- angemessenes Preis-Leistungsverhältnis

Alginat

Alginatkompressen stellen einen lockeren Faserverband aus Calciumalginat-Fasern dar, dadurch lassen sich die Kompressen auch zum Tamponieren verwenden und gut in tiefe und zerklüftete Wunden einbringen.

Calciumalginatfasern wandeln sich im Kontakt mit Natriumsalzen, die im Blut und Wundsekret vorhanden sind, unter Quellung in ein feuchtes Hydrogel um. Dabei werden Keime und Zelltrümmer in die Gelstruktur eingeschlossen. Das Ausmaß und die Geschwindigkeit der Gelbildung ist abhängig von der absorbierten Exsudatmenge und von der Webart der Fasern.

Wirkung

Alginate sind hydroaktive Wundauflagen, die zu der Gruppe der Gelbildner gehören. Sie werden aus Seealgen gewonnen.

Indikationen

- stark sezernierende, nässende Wunden
- Reinigungsphase
- verschmutzte und infizierte Wunden
- zerklüftete Wunden
- blutende Wunden
- Schnitt- und Risswunden
- Abstillen blutender Kathetereinstichstellen
- autolytisches Débridement begrenzt möglich
- Wundfüller, tiefe Wunden, Wundtaschen, Wundhöhlen
- infizierte und nicht infizierte Wunden
- Verbrennung bis Grad 2

Kontraindikationen

- trockene, nekrotische Wunden

Probleme

- Austrocknung schwach sezernierender Wunden
- kontraindiziert bei III-gradiger Verbrennung
- Verklumpen des Materials
- begrenzte Saugaktivität

Verbandswechsel

- bei infizierten Wunden täglich
- sonst alle drei Tage

Anwendungshinweis

Alginat locker in die Wunde einlegen oder austamponieren. Mit Saugkompressen und Folie fixieren. In der Wunde verbleibende Fasern sind mit Ringerlösung zu entfernen. Alginat nicht anfeuchten.

Vorteile

- Alginate sind in der Lage, das 20-fache ihres Eigengewichts an Flüssigkeit aufzunehmen
- die Gelbildung führt zu einem feuchten Mikroklima
- Alginate passen sich gut den vorhandenen Wundverhältnissen an
- durch Freisetzung von Calcium wirken sie blutstillend

Alginat Nachteile

- zur Gelbildung muss eine ausreichende Exsudatmenge vorhanden sein, ansonsten besteht die Gefahr der Austrocknung des Wundbetts
- bei Wundrandüberlappung Gefahr der Mazeration

Cave

- nur in Wundgrund legen
- nicht anfeuchten

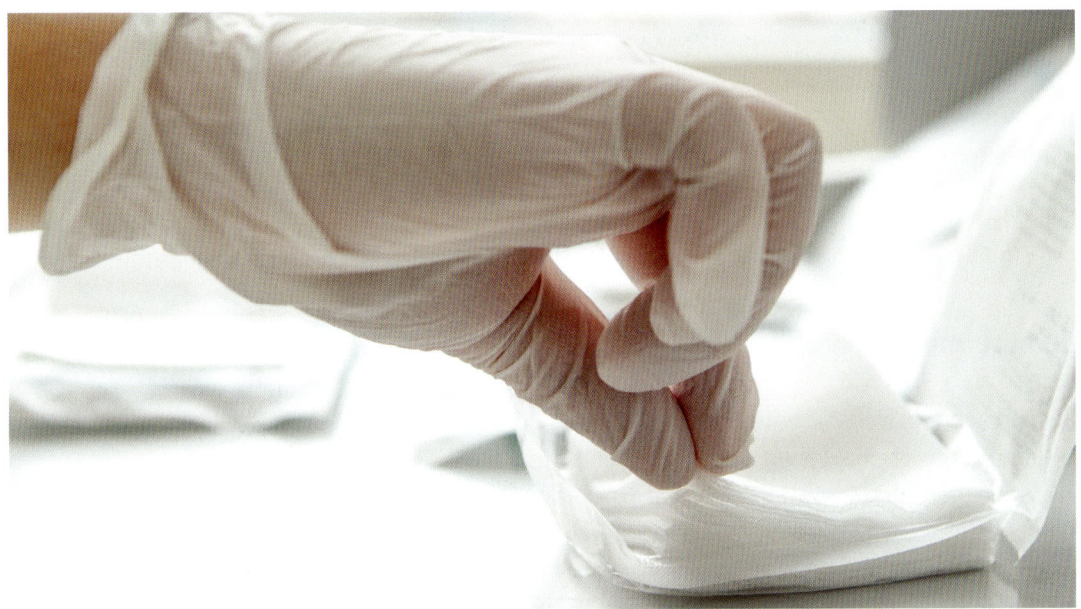

Kompressen

Kompressen aus Baumwolle oder Polyestervlies, die bei Saugkompressen schichtweise aus unterschiedlichen Materialien aufgebaut sind.

Indikationen

- mechanische Reinigung von Wunden vor Verbandsapplikationen
- Erstversorgung von verschmutzten, blutenden oder stark sezernierenden Wunden
- frische Operationswunden (OP-Wunde), Sickerblutung
- Abdeckung von Wundauflagen, die Exsudat abgeben
- Polsterung

Kontraindikationen

- Granulations- und Epithelisierungsphase
- Verwendung als Dauerverband

Probleme

- Adhäsion
- Gefahr der Austrocknung
- begrenzte Saugfähigkeit
- traumatische Entfernung

Verbandswechsel

spätestens nach 24 Stunden

Anwendungshinweis

Zur Entwicklung der Saugwirkung ist der Kontakt mit dem Wundgrund oder der Wundauflage erforderlich. Kompressen können auch mit (antiseptischen) Lösungen getränkt werden.

Semipermeable Wundfolien

Selbsthaftende, transparente Polyurethanfolie, die durchlässig für Luft und Wasserdampf, aber undurchlässig für Bakterien und Flüssigkeiten ist. Die Folien sind mit einem hypoallergenem Acrylatkleber beschichtet, der nur auf trockener Haut, nicht aber auf feuchten Wundoberflächen haftet.

Indikationen

- trockene, primär heilende Wunden
- Fixierung von Kathetern, Kanülen oder Wundverbänden
- Schutz der Haut vor Reibung oder Feuchtigkeit (Inkontinenz, Duschen)
- Okklusivverband
- zur Abdichtung von Vakuumtherapie

Kontraindikationen

Die Folien haben keine Saugkapazität!

- klinisch infizierte, blutende oder sezernierende Wunden
- nekrotische oder tiefe Wunden
- ekzematisierte oder mazerierte Haut
- bekannte Typ IV- Sensibilisierung gegenüber Acrylaten

Verbandswechsel

nach 1–5 Tagen

Anwendungshinweis

Die Haut sollte trocken und fettfrei sein. An behaarten Körperstellen die Haare kürzen. Der Folienverband sollte 2 cm den Wundrand überlappend angelegt werden. Der Verband darf während des Anlegens nicht gedehnt werden, da der dabei entstehende Zug zu Hautverletzungen führen kann.

Die Folien bei Verbandswechsel nicht abreißen, sondern an einer Ecke anheben und parallel zur Hautoberfläche dehnen und vorsichtig abziehen. Die meisten von Patienten als „Pflasterallergie" fehlgedeuteten Hautirritationen beruhen auf einer mechanischen Verletzung der Haut beim Lösen festhaftender Verbände.

Cave

Altershaut → Tape-Stripping

Hyaluronsäure

Hyaluronsäure gibt es als Granulat, Kompresse, Tamponade oder Spray zu kaufen. Sie kann auf die Wunde aufgebracht werden. Bei Kontakt mit Wundsekret bildet sich ein hydrophiles Gel aus.

Wirkung

Hyaluronsäure ist ein wesentlicher Bestandteil der Zellmatrix, ein ubiquitär im Körper vorkommendes Mucopolysaccharide. Hyaluronsäure hat die Fähigkeit Wasser zu binden und bereits in geringer Konzentration großvolumige, zähflüssige Gele zu bilden. Sie verleiht dem Gewebe und Körperflüssigkeiten ihre Viskosität und Elastizität. Hyaluronsäure trägt zur Stabilisierung von Fibringerinnseln bei, erhält den Feuchtigkeitsspiegel der Wunde, fördert die Angiogenese in der Wunde sowie die Proliferation von Fibroblasten und die Migration der Epithelzellen.

Indikationen

- sezernierende Wunden
- Förderung der Granulation
- Förderung des autolytischen Débridement
- stagnierende Wunden
- schlecht heilende chronische Wunden

Kontraindikation

- trockene Wunden
- infizierte Wunden
- Kombination mit Antiseptika
- bekannte Überempfindlichkeit

Verbandswechsel

bis zu alle 3 Tage möglich

Anwendungshinweis

Je nach Art der Wunde und Menge des Exsudates wird das hyaluronsäurehaltige Präparat trocken oder mit Ringerlösung angefeuchtet aufgebracht. Für die Freisetzung der Hyaluronsäure ist die Ausbildung eines Gels unbedingt erforderlich, daher muss bei zu trockenen Wundverhältnissen ein Anfechten stattfinden. Bei stark sezernierenden Wunden empfiehlt sich als Abdeckung eine saugfähige Kompresse, bei nachlassendem Exsudat dient eine nicht mit der Wunde verklebende Auflage zur Fixierung.

Vorteile

- je nach Produkt hohe Saugkraft
- je nach Produkt vollständige Resorption

Nachteile

- benötigen Sekundärverband

Hydrogel

Hydrogel zeichnet sich durch einen hohen Wasseranteil aus. Zwischen 30 % und 95 % kann der Anteil des enthaltenen Wassers betragen. Es wird in Form von Gelkompressen oder als Gel in der Tube angeboten. Hydrogele sind besonders zum Feuchthalten von trockenen oder schwach sezernierenden Wunden geeignet. Sie sind in der Lage durch Abgabe von Feuchtigkeit das autolytische Débridement zu unterstützen und Beläge aufzuweichen.

Es sind wirkstofffreie Gele mit osmotischem Wirkprinzip. Die Gele können überschüssiges Exsudat unter Quellung aufnehmen. Es gibt auch Hydrogele als Gelkompresse oder Wundauflage (semipermeable Folie mit Polyacrylamid-Agar-Gel).

Indikationen

- trockene, verschorfte Wunden
- Aufweichen von Nekrosen
- Ablösen von Fibrinbelägen
- leicht bis mittelstarke exsudierende Wunden
- Spalthautentnahmestellen
- Verbrennungen bis Grad 2

Kontraindikationen

- Anaerobierinfektionen
- infizierte Wunden
- stark sezernierende oder blutende Wunden
- der kühlende Effekt ist bei Unterschenkelgeschwüren arterieller Herkunft unerwünscht

Verbandswechsel

Kann 2–3 Tage auf der Wunde verbleiben, Reste müssen mit angewärmter Lösung entfernt werden.

Anwendungshinweise

Das Gel wird 2–5 mm dick aufgetragen oder in tiefe Wunden eingebracht und mit Saugkompressen oder semipermeablem Folienverband abgedeckt. Je nach Exsudatmenge Raum zur Quellung des Gels lassen.

Cave

Die Gele sind zum einmaligen Gebrauch bestimmt, Reste müssen verworfen werden. Propylenglykol kann Allergien auslösen

Vorteile

- Feuchthalten der Wundoberfläche / Unterstützung der Autolyse
- Schmerzreduktion / atraumatisch
- kühlender Effekt

Nachteile

- Mazeration der Wundränder möglich
- Sekundärverband notwendig

Hydropolymer-Verbände

Bestehen aus einer semipermeablen Folie, die mit einer Hydropolymerschicht bedeckt sind. Diese Schicht ist sehr saugfähig, quillt nach Applikation auf, passt sich der Wundtiefe an und bleibt dabei strukturbeständig.

Indikationen

- Wunden mit mäßiger bis starker Sekretion
- vorübergehender steriler Wundverschluss

Kontraindikationen

- infizierte Wunden
- ischämische Wunden
- Wunden mit freiliegenden Sehnen oder Knochen

Verbandswechsel

alle 2–5 Tage

Anwendungshinweis

Entsprechend der Form und Größe der Wunde wird der Verband geformt oder kann in der Sonderform „Packing" zugeschnitten und auf oder in die Wunde eingelegt werden. Danach wird mit einer semipermeablen Folie fixiert.

Hydrokolloid

Hydrokolloidverbände bestehen aus einem dünnen Polyurethanfilm, auf dem eine selbstklebende Masse aufgebracht ist. Diese Masse enthält stark quellende Partikel (Carboxymethylcellulose), eingebettet in eine Trägersubstanz aus Elastomeren, die die selbsthaftenden Eigenschaften der Verbände bedingen. Unter Aufnahme von Exsudat quillt die Hydrokolloidmasse über dem Wundgebiet und bildet ein feuchtes, zähflüssiges Gel.

Indikationen

- leicht bis stark exsudierende chronische Wunden
- dünne Platten als Schutz z.B. Granulationsphase, Dekubitus Prophylaxe
- fibrinbelegte Wunden → hydroaktive Eigenschaften

Kontraindikationen

Relative Hypoxie unter dem Verband:
- infizierte Wunden
- ischämische Ulcera
- Wunden mit freiliegenden Sehnen oder Knochen
- tiefe schlecht zugängliche Wunden

Verbandswechsel

alle 5 Tage

Anwendungshinweis

Hydrokolloid an die Wunde andrücken. Möglichst faltenfrei anbringen und an Körperstellen modellieren. Verband sollte 2–3 cm den Wundrand überlappen. Hydrokolloid verflüssigt sich durch Kontakt mit Wundexsudat und bildet ein visköses Gel. Das Gel kann gelb bis bräunliches Aussehen annehmen und unangenehm süßlich riechen (nicht mit Eiter verwechseln). Das sich auf der Wunde bildende Gel ist durch das Verbandsmaterial hindurch als Blase sichtbar. Spätestens wenn die Blase Wundgröße erreicht, muss der Verband gewechselt werden.

Cave

- Altershaut, Pergamenthaut → Tape-Stripping bei Abziehen des Verbandes
- Allergie auf Kolophonium (Vahesive) möglich
- Hautreizung durch Polyacrylatkleber möglich

Vorteile

- unterstützen das autolytische Débridement
- Aufrechterhaltung eines feuchten Wundmilieus
- schmerzarmer Verbandswechsel
- selbstklebend, keine Sekundärabdeckung notwendig

Nachteile

- Hautirritationen in der Wundumgebung möglich
- dickeres Hydrokolloid rollt sich vom Rand her auf
- Geruchsentstehung unter dem Verband möglich
- das entstandene Gel wird leicht mit Eiter verwechselt
- verbleibende Gelreste müssen entfernt werden

Hydrofiber

Wirkung

Hauptbestandteil der Hydrofiberverbände ist die Natriumcarboxyethylcellulose. Sie saugen rasch Feuchtigkeit auf und verwandeln sich in ein klares Gel. Das Gel bleibt formstabil, die Verbände können am Stück entfernt werden. Das Wundexsudat wird nur in vertikaler Richtung angesaugt und nur im Bereich der Wunde entsteht ein Gel. Zudem ist es reißfest wegen eingearbeiteter Verstärkungsfasern.

Indikationen

- Wundrandschutz
- mäßig bis stark exsudierende Wunden
- hohe Absorptionsfähigkeit

Kontraindikationen

- Verbrennungen Grad 3
- Allergie gegen Bestandteile der Hydrofiber

Verbandswechsel

je nach Exsudatmenge, bis zu 5 Tagen

Anwendungshinweise

- nimmt Wundexsudat nur vertikal auf und bildet ein weiches Gel → schafft feuchtes Wundmilieu und hält den Wundrand trocken
- muss über den Wundrand gelegt werden

Vorteile

- große Saug- und Speicherkapazität für Flüssigkeiten
- rasches Ansaugvermögen
- kaum seitliche Flüssigkeitsausbreitung
- Aufrechterhalten eines feuchten Wundmilieus
- atraumatisch
- unter Kompression einsetzbar

Nachteile

- zur Gelbildung ist eine ausreichende Exsudatmenge notwendig
- sekundäre Fixierung nötig

Aktivkohle

Kompresse bestehend aus einem Fasergeflecht, das in einem speziellen Prozess verkohlt wird. Diese Aktivkohleschicht ist mit einer weichen, hautfreundlichen Vliesschicht umhüllt. Die Kompressen wirken geruchsabsorbierend, bakterizid und nehmen Endotoxine auf.

→ hoch effektiver Adsorbens

Indikationen

- stark sezernierende, infizierte, infektionsgefährdete und geruchsbildende Wunden
- exulzerierende Malignome

Kontraindikationen

- keine Kontraindikationen bekannt

Verbandswechsel

bis zum Auftreten neuen Wundgeruchs werden nur die Saugkompressen täglich erneuert, die Silberkompresse kann 2–3 Tage belassen werden

Anwendungshinweise

- Verbände nicht zerschneiden
- locker in die Wunde einlegen
- danach mit angewärmter Ringerlösung anfeuchten
- Saugkompresse dachziegelartig auflegen und z. B. mit einem Schlauchverband fixieren
- keine okklusiven Verbände zur Fixierung

Cave

- bei Austrocknung entsteht die Gefahr einer Traumatisierung
- Verband vor dem Wechsel anfeuchten

Kollagen-Wundauflagen

Durch Gefriertrocknung von Kollagendispersionen entstehen poröse, schwammartige Wundauflagen mit hoher Saugkapazität für Exsudat und Zelltrümmer mit blutstillenden Eigenschaften. Zusätzlich soll das Kollagen durch die in der chronischen Wunde im Überschuss vorhandenen Proteasen abgebaut werden. Durch den Abbau entstehen Eiweißbruchstücke, die chemotaktisch Fibroblasten anziehen und zur eigenen Kollagensynthese anregen. Der proteolytische Abbau der körpereigenen Wachstumsfaktoren wird vermindert.

Indikationen

- chronische Wunden in der Granulationsphase (stagnierend) mit Gewebedefekten, frei von nekrotischen Gewebe und ohne Infektionszeichen
- Blutstillung

Kontraindikationen

- infizierte Wunden
- unwirksam bei noch nekrotischem Gewebe

Verbandswechsel

Kollagen löst sich zu einem Gel auf, das vollständig von der Wunde resorbiert werden kann. Je nach Wunde kann dies einige Stunden oder bis zu mehrere Tage dauern.

→ individueller Verbandswechsel

Anwendungshinweis

Die Wundauflage wird mit einer sterilen Schere auf die Wundgröße zurechtgeschnitten oder gefaltet in tiefe Defekte eingelegt. Die Wundauflage vorsichtig andrücken, sodass die gesamte Wundfläche Kontakt mit dem Kollagen hat. Als Sekundärverband eignen sich je nach Exsudatmenge unter anderem Saugkompressen, semipermeable Folien, Hydrokolloid oder Schaumverbände. Kollagenreste werden beim Verbandswechsel nicht entfernt. Kollagen kann mit Ringerlösung bei nicht stark exsudierenden Wunden angefeuchtet werden.

Nasstherapie

Mehrschichtige, kissenförmige Wundauflage in äußerem Hüllgestrick mit zentralem Saugkörper aus superabsorbierendem Polyacrylat. TenderWet 24 active ist bereits mit Ringerlösung getränkt. TenderWet Duo muss noch angefeuchtet werden. Die gespeicherte Ringerlösung wird während des Wundkontakts kontinuierlich freigesetzt und dafür im Austausch keimbelastetes Wundexsudat aufgenommen. Nekrosen können aufgeweicht und abgelöst werden.

Indikationen

In der Reinigungsphase bei:

- schmierig belegten oder stark sezernierenden Wunden
- klinisch infizierten Wunden
- auch unter Kompressionstherapie anwendbar

Kontraindikationen

- tiefe zerklüftete Wunden (Kontakt zum Wundgrund erforderlich)
- späte Phase der Wundheilung: nachlassende Sekretion
- längere Wundruhe wünschenswert, andere Wundauflagen sind dann besser und preiswerter

Verbandswechsel

alle 12 – 24 Stunden

Anwendungshinweis

- vor Gebrauch unbedingt mit Ringerlösung tränken, am besten noch in der Peel-Packung mit der auf der Packung angegebenen Menge etwa 2 – 3 Minuten quellen lassen, steril einbringen, in tiefere Wunden einlegen und locker austamponieren
- Sekundärverband: Fixierpflaster, Klebevlies, Schlauchverband
- alle TenderWet Produkte sind nicht schneidbar
- die weiße Seite ohne grünen Strich wird auf die Wundfläche gelegt
- vor dem Verbandswechsel das Produkt mit Ringerlösung tränken
  - → dies erleichtert das Ablösen

Cave

Mazeration bei der Verwendung zu großer Mengen an Ringerlösung

Silberhaltige Wundauflagen

Bestehen aus Polyethylengewebe mit nanokristallinem Silber oder Silber-Kationen oder Silber-komplexen und saugfähigem Polyestervlies. Bei Kontakt mit Exsudat werden nach und nach die Silberkationen und Silberradikale an die Wunde abgegeben.

Wirkung

Silber besitzt ein breites bakterizides Wirkspektrum. Pilze, gramm positive wie gramm negative Aerober und Anaerober, Pseudomonaden, MRSA (methicillin-resistenter Staphylococcus aureus) und VRE (Vancomycin-resistente Enterokokken) werden erfasst. Silber-Kationen bilden Komplexe mit Proteinen der Bakterienzelle; gleichzeitig kommt es zum Funktions- und Strukturverlust von Zellmembranen, Enzymsystemen und DNA, was zum Zelltod führt. Silber besitzt zurzeit ein sehr geringes Risiko der Resistenzentwicklung. Inwieweit Silber gesunde Zellen angreift, ist noch nicht wissenschaftlich erfasst.

Indikationen

- infizierte oder infektionsgefährdete sekundär heilende Wunden
- Verbrennungswunden

Kontraindikationen

- bekannte Silberallergie
- nicht anwenden bei Patienten, die ein MRT (Magnetresonanztomographie) erhalten sollen
- nicht mit öl- / paraffinhaltigen Produkten verwenden

Verbandswechsel

spätestens alle drei Tage

Vorteile

- wirkt nur lokal
- bis jetzt keine Resistenzen bekannt
- breites bakterizides Wirkungsspektrum

Nachteile

- Sekundärabdeckung notwendig

Anwendungshinweis

- nicht zerschneiden
- optimale Verbandsgröße wählen

- locker mit der blauen Seite auf die Wundfläche legen oder Wundhöhlen locker ausfüllen
- bei wenig Exsudat muss das Silber angefeuchtet werden, damit es aktiv sein kann
- Sekundärverband: Saugkompresse oder Schaumstoffverband
- teuer

Cave

- nicht anwenden, wenn die Farbe des Produkts nicht gleichmäßig ist
- es entsteht ein schmieriger Film auf der Wunde (Fibrin, denaturiertes Eiweiß)
- silbrig-schwarze Verfärbung der Wunde möglich
- schwierige Wundbeurteilung

Superabsorber

Wirkung

Superabsorbierende Wundauflagen bestehen im Kern aus Zellulose oder Zellstoffflocken, die in einem Superabsorber (Polyacrylat oder Polymer) eingebettet sind. Die Umhüllung besteht aus einem Vliesstoff.

Indikationen

- bei stark nässenden Wunden trotzdem optimales feuchtes Wundklima
- Wundrandschutz
- reduziert Zelltrümmer und Fibrinbeläge

Verbandswechsel

- je nach Exsudatmenge
- spätestens nach 4 Tagen

Vorteile

- hohe und schnelle Saugleistung
- größere Wechselintervalle, damit längere Wundruhe
- Förderung der Wundreinigung durch Aufnahme von Exsudat, Zelltrümmer, Bakterien
- bindet Geruch

Vakuumtherapie

Vorteile

- auch bei großflächigen Wunden einsetzbar
- Beseitigung von Wundödem
- rasche und effektive Wundreinigung
- bei infizierten Wunden besonders geeignet
- Verminderung der Bakterienkolonien
- Förderung der Granulation
- feuchtes Wundmilieu bleibt erhalten

Indikationen

- chronische und akute Wunden
- subakute Wunden (Wundheilungsstörungen, Platzbauch, Mesh-Graft, Lappenplastik)

Kontraindikationen

- maligne Wunden
- unbehandelte Osteomyelitis
- freiliegende Gefäße
- Nekrosen
- Fisteln zu Körperöffnungen
- Gerinnungsstörungen

Cave

Je nach Wunde und Wundheilungsphase sollte der Sog zwischen 50–125 mmHg betragen.

Imprägnierte Wundgazen (Wunddistanzgitter)

Wirkung

Wundgazen sind fein- oder grobmaschige Gewirke aus Cellulose oder Kunstfaser, die mit hydrophoben Fettsalben oder Öl-in-Wasser-Emulsionen oder Silikon imprägniert sind. Die Maschenweite des Gitternetzes erlaubt ein ungehindertes Abfließen von Wundexsudat, die Imprägnierung verhindert ein Verkleben mit der Wundoberfläche.

Vorteile

- das Verkleben mit der Wundoberfläche wird weitgehend verhindert

Nachteile

- in Paraffin / Vaseline getränkte Kompressen können bei nachlassender Exsudation mit der Wunde verkleben → Débridement möglich

Indikationen

- oberflächliche, mäßig stark exsudierende Wunden
- granulierende/epithelisierende Wunden
- plastische Chirurgie (Mesh-Graft)

Folien

Wirkung

Folienverbände sind transparente Membranen aus Polyurethan. Folien sind semipermeabel, das heißt sie verhindern das Eindringen von Wasser und Bakterien, gewährleisten jedoch Sauerstoff- und Wasserdampfaustausch.

Vorteile

- Aufrechterhaltung eines feuchten Wundmilieus
- Wundbeobachtung möglich

Nachteile

- Folien haften sehr stark auf trockener Haut
- Gefahr von Hautirritationen
- Handling nicht ganz einfach

Indikationen

- als primäre Wundauflage bei oberflächlichen, nicht nässenden Wunden
- Abdeckung von Operationsnähten
- als sekundäre Wundabdeckung
- VAC-Therapie
- Fixierung von i. v.-Kathetern
- Schutz vor Hautläsionen

Kontraindikationen

- als Primärabdeckung nicht auf nässende Wunden
- klinisch infizierte Wunden

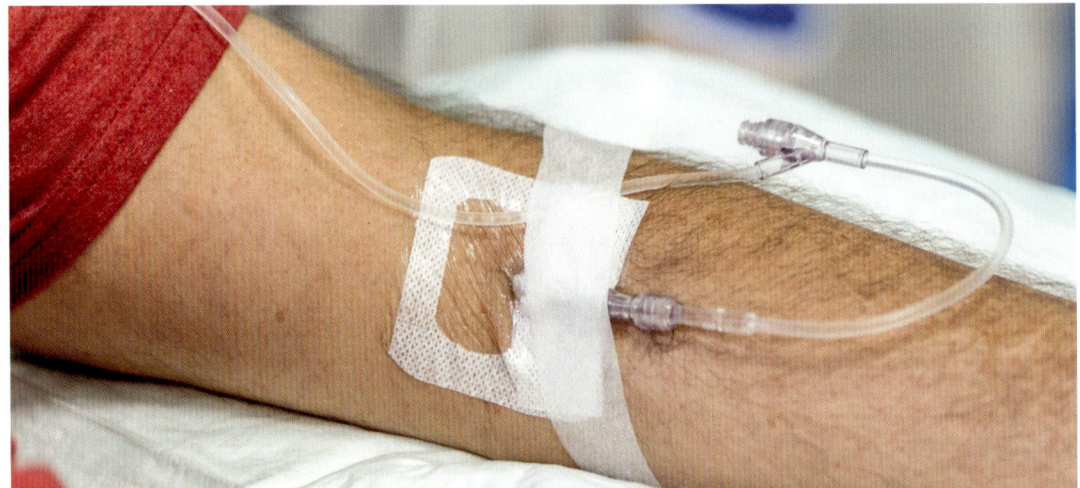

Abb. 5: Folienverband (Verweilkanülenpflaster)

Hydrophobe Wundauflagen

Wirkung

Es ist ein wasserabweisendes, imprägniertes Baumwollgewebe, das hydrophobe Wundbakterien (Staphylococcus aureus, Pseudomonas aeruginosa, methicillin-resistenter Staphylococcus aureus (MRSA)) an den unlöslich gedämpften Wirkstoff Dialkylcarbamoylphosphat bindet. Keime werden nicht abgetötet, sondern mit jedem Verbandswechsel aus der Wunde entfernt.

Vorteile

- keine Resistenzen
- keine zytotoxische Wirkung
- kann 1–2 Tage in der Wunde verbleiben

Nachteile

- Sekundärabdeckung notwendig

Indikationen

- kritisch kolonisierte und infizierte Wunden

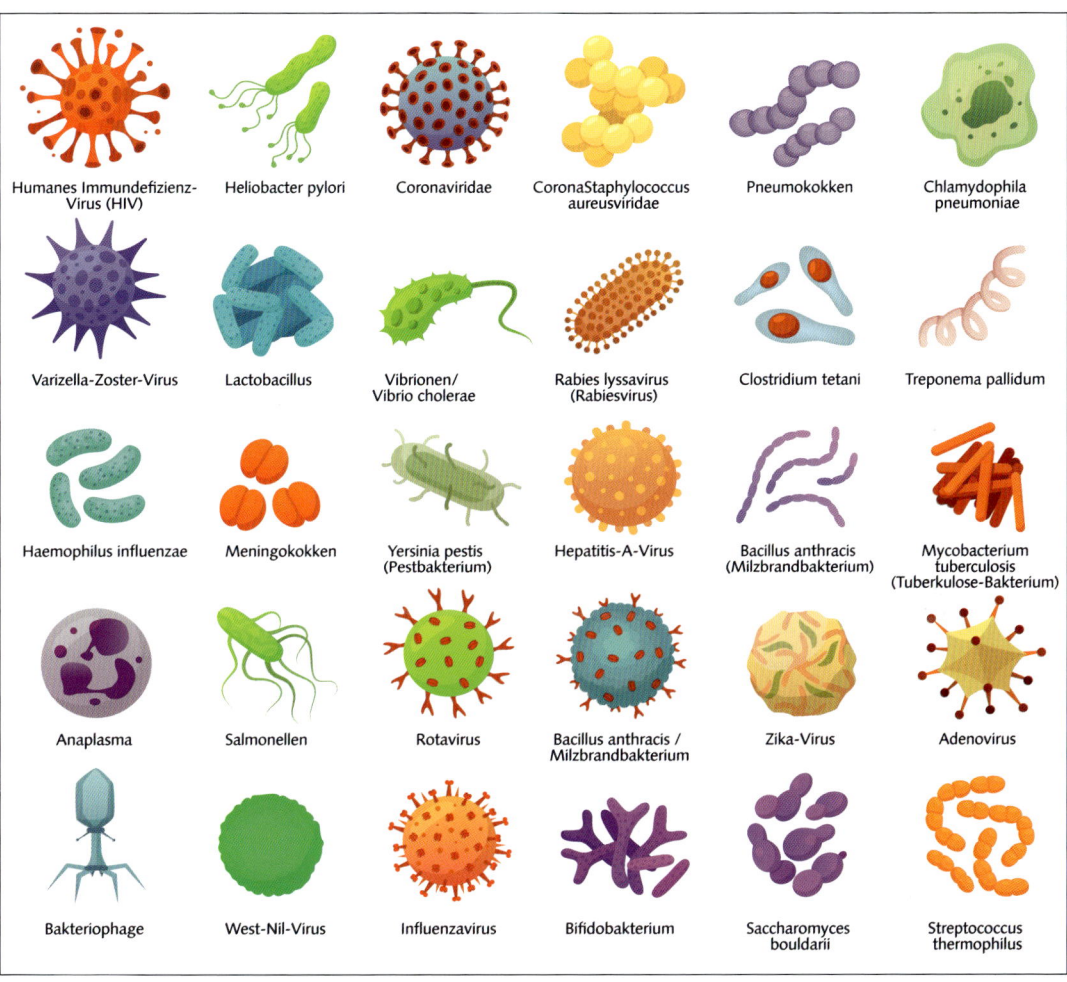

Abb. 6: Übersicht verschiedener Krankheitserreger

Laut Expertenstandard „Pflege von Menschen mit chronischen Wunden"– (Deutsches Netzwerk für Qualitätsentwicklung in der Pflege (DNQP) 2015) – sollte man folgende Produkte in der Wundversorgung nicht mehr anwenden:

- Fucidine Gaze®, Refobacin®, Sulfadiazin Silber = Flammazine®
- Pyoktanin-Lösungen
- Merbromin-Lösungen
- Rivanol
- Wasserstoffperoxid-Lösungen
- Betaisodona® Salbe, Gaze
- Chlorhexidin
- Farblose castellanische Lösungen
- Oxoferin®-Lösungen

- trockene Wundbehandlung: Puder, Salben, direktes Auftragen von Verbandsmull und Gaze auf oder in die Wunden, Xeroform®-Dressing, enzymatische Wundreinigung von trockenen Nekrosen und Belägen
- unphysiologische Wundbehandlung: offenporige Schaumstoffkompressen, Auskühlen lassen der Wunden, tägliche Wundinspektionen, Verbandswechsel vor der Chefarztvisite

Antiseptika

Die effektivsten Hautdesinfektionsmittel sind Alkohole. Als Antiseptika in der Therapie von Wunden werden meist Präparate auf wässriger Basis angewendet. Eine antiseptische Wundbehandlung ist indiziert bei klinisch infizierten Wunden und infektionsgefährdeten Wunden.

Anforderungen an ein Antiseptikum:

- breites Wirkspektrum
- keine Inaktivierung durch Blut, Eiter (Eiweißfehler)
- gute Gewebeverträglichkeit
- keine Verfärbung der Wundexsudat
- keine toxische Wirkung eventueller Resorption
- schneller Wirkungseintritt
- Schmerzlosigkeit

Wirkstoff	PVP-Jod	Polyhexanid	Octenidin
Produkt	**Betaisodona®**	**Lavasept®**	**Octenisept®**
Indikationen	• Desinfektion von intakter Haut und Schleimhaut • antiseptische Behandlung infizierter oder verschmutzter Wunden • Nachweis von Pilzen, Viren, Bakterien (MRSA)	• Antiseptikum zur lokalen Anwendung auf Haut und Schleimhaut • intraoperative Wundspülung • Spülung infizierter Wunden • Spülung von eröffneten Abszessen und Phlegmonen mittels Kanüle von Drainagestellen aus oder über eingelegten Spüldrainagesysteme • antiseptische Abdeckung bei Weichteilwunden • Nachweis von Pilzen, Bakterien (MRSA) • Anwendung bei chronischen Wunden	• zeitlich begrenzte antiseptische Behandlung von Schleimhaut und angrenzender Haut vor diagnostischen Eingriffen und Operationen • zeitlich begrenzte unterstützende Therapie bei Intertrigo Mykosen • adjuvante antiseptische Wundbehandlung
Kontraindikationen	• manifeste Hyperthyreose • Dermatitis herpetiformis • vor einer Radiojodtherapie • chronische Wunden	• Anwendung an offenen Gelenken wegen der Knorpelschädigung • Anwendung im Bereich des ZNS und Mittel-, Innenohr • in den ersten 4 Schwangerschaftsmonaten • intraperitoneale Spülung • Augenanwendung	• Anwendung an offenen Gelenken wegen der Knorpelschädigung • Anwendung im Bauchraum und in der Harnblase → zelltoxisch • Anwendung am Trommelfell

▶

Wirkstoff	PVP-Jod	Polyhexanid	Octenidin
Produkt	Betaisodona®	Lavasept®	Octenisept®
Cave	• Braunfärbung der Wunde → Wundbeurteilung nicht mehr möglich • Jod Überempfindlichkeit • Schilddrüsen-erkrankungen • Schwangerschaft • Stillzeit • Neugeborene, Säuglinge	• Allergie auf Polyhexanid	• zelltoxisch in tiefe-ren Wunden → keine Wund-spüllösung • Eiweißfehler • nicht mit PVP-Jod verwenden → intensive braun-violette Verfärbung
Einwirkzeit	• schnell wirksam	• 15 Minuten • Gel-Anwendung • in Lavasept getränkte Kompressen um eine lange Kontaktzeit zu ermöglichen (2–4 x täglich nachfeuchten)	• 2 Minuten
Wirk-spektrum	• MRSA, Pilze, Viren, Bakterien	• Mikrobiozid • Bakterien, Pilze, MRSA, Enterokokken, Pseudomonas aerugi-nosa und Escherichia coli • gegen Sporen und Viren unwirksam	• Mikrobiozid • Bakterien, Pilze, MRSA, Chlamydien, Pseudomonas aeruginosa und Mykoplasmen • gegen Sporen unwirksam
Eigenschaft	• Eiweißfehler • wundheilungshemmend • Braunfärbung der Wun-de → Wundbeurteilung nicht mehr möglich • nicht bei chronischen Wunden verwenden, nur bei akuten Wunden möglich	• farblos	• Eiweißfehler • farblos

Tab. 1: Antiseptika

Wunddokumentation

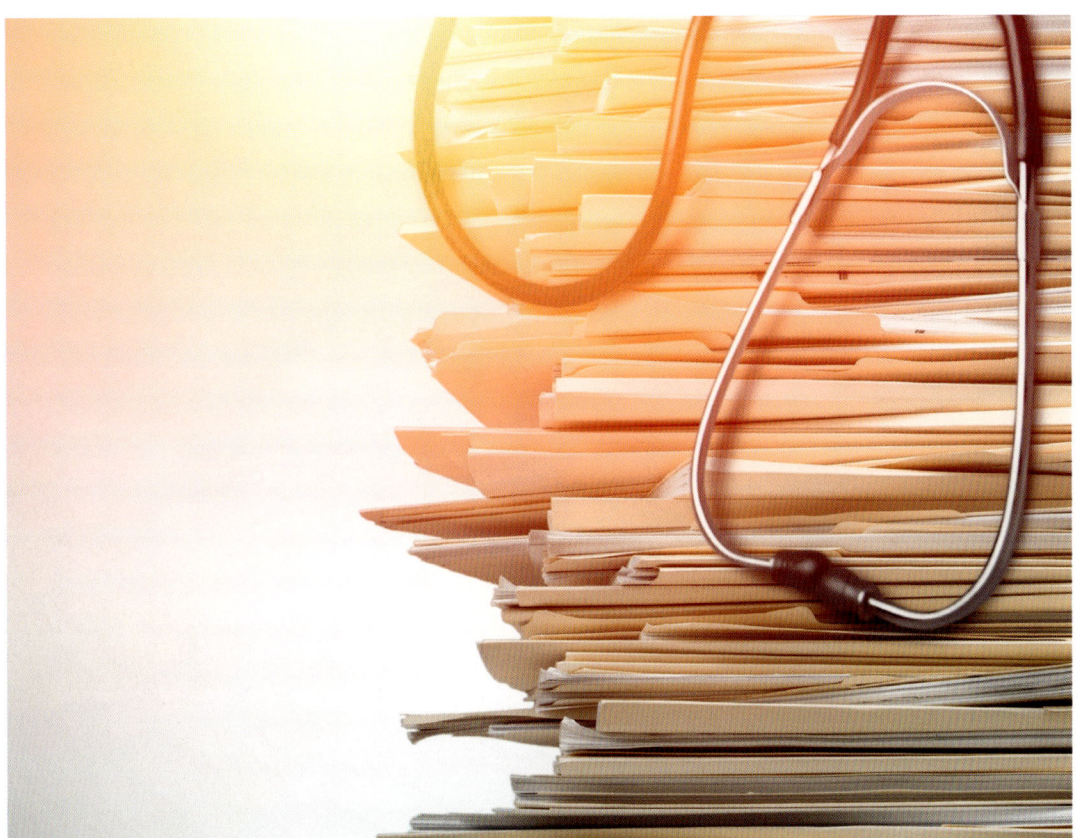

Die Wunddokumentation ist laut § 137 SGB V Qualitätssicherung Arztpraxis und Kranken-haus, § 80 SGB XI Qualitätssicherung Pflege, Pflegequalitätssicherungsgesetz (PQsG) vorge-schrieben. Auch in der Naturheilpraxis sollten alle wichtigen Punkte der Wunddokumentation nachvollziehbar dargelegt werden. Viele Hersteller von Verbandsmaterialien bieten kostenlose Wundanamnesebögen an, auf denen man alle wichtigen Informationen und Behandlungs-weisen übersichtlich zusammentragen kann. Anbei die wichtigsten Informationen, die mit der Wundanamnese erhoben werden sollten:

- Name, Vorname und Geburtsdatum des Patienten
- Wundart und Wundursachen
- Wunddiagnose (Arzt)
- Entstehungsort und -zeitpunkt
- Wundlokalisation
- Wunddauer
- Anzahl der Rezidive
- Wundgröße
- Wundgrund

- Wundrand und Wundumgebung
- Wundgeruch
- Exsudat → Qualität (Typ) und Quantität (Menge)
- Wundheilungsphase
- Infektionsstatus
- verwendete Produkte
- Fotodokumentation

Die schriftliche Wunddokumentation sollte bei jedem Verbandswechsel, spätestens einmal pro Woche erfolgen.

Durchführung liegt beim Arzt, der Pflege und dem Heilpraktiker.

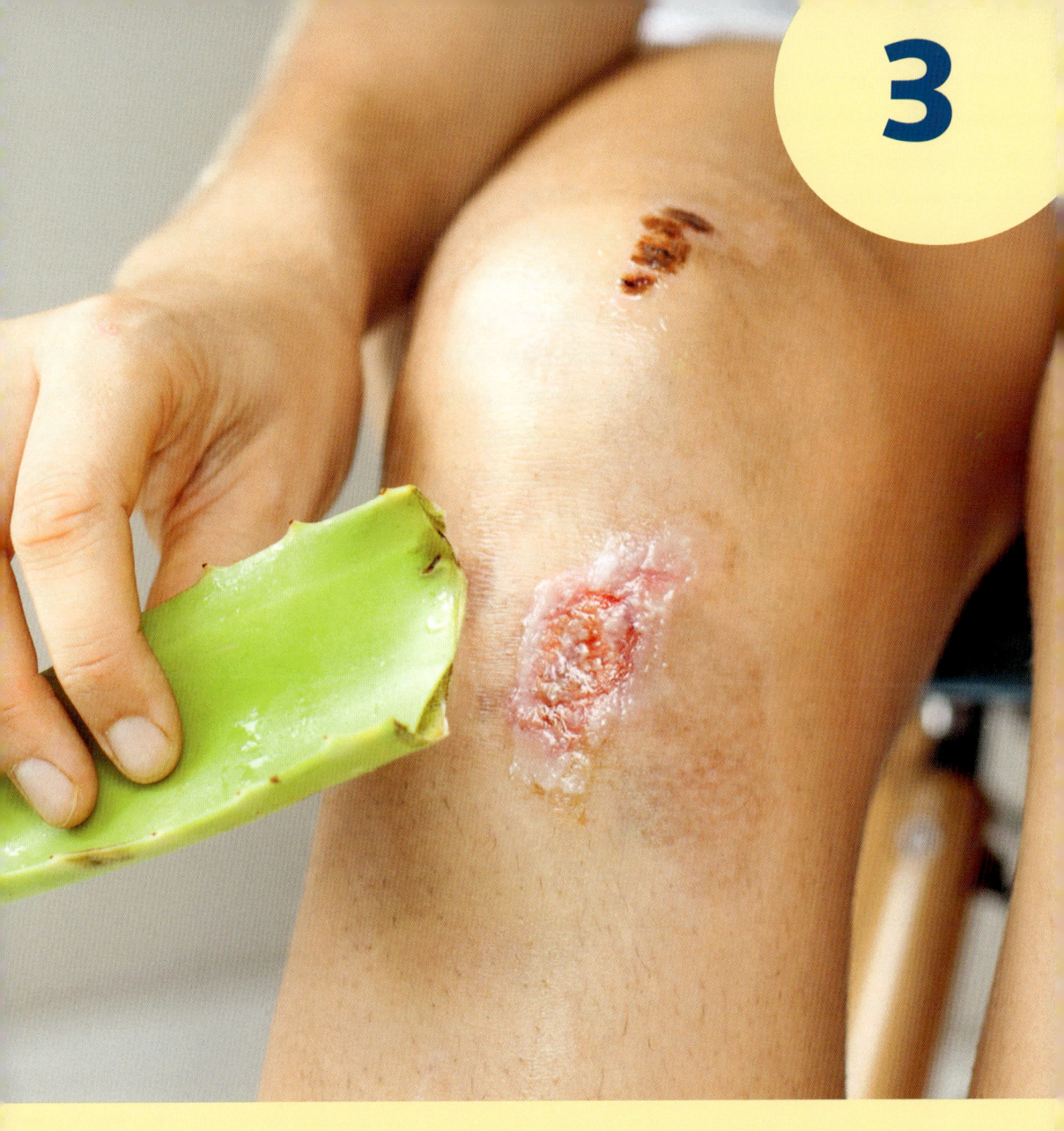

Die Wunde aus Sicht
der Naturheilkunde

Aus naturheilkundlicher Sicht entsteht eine Wunde, wenn das System nicht mehr einwandfrei funktioniert, das heißt, wenn die Ausleitungsorgane geschwächt sind, wenn es Milieu-Verschiebungen im Körper gibt oder wenn die Säfte (Blut, Lymphe) nicht mehr richtig fließen können. Die Haut ist für unseren Körper die letzte Kampfstation, um sich von Toxinen, Schwermetallen oder anderen Schlacken zu befreien.

Außerdem kann die Entstehung von Wunden durch verschiedene Faktoren begünstigt werden:

- Säureüberschuss im Körper → verminderte Kollagensynthese
- Dysbiose der Darmflora → Mykosen, Immunschwäche
- Schwäche der Ausleitungsorgane wie Leber, Niere, Lymphe, Blase, Darm
- Schadstoffbelastungen wie Bisphenol A (BPA)
- Belastungen durch Spinnenbiss
- Erregerbelastungen wie Candida im Darm
- Impfbelastungen
- Zahnstörfelder
- Fehlernährung (Fast Food, Diäten) → Säurelast und Nährstoffmangel
- Nährstoffmangel (Eiweiß, Vitamine, Mineralstoffe, Spurenelemente) → L-Prolin, L-Glycin, L-Lysin und Vitamin C werden zum Beispiel für die Kollagensynthese benötigt
- Medikamenteneinnahme
- Übergewicht und Bewegungsmangel
- Stress
- Silent Inflammation
- hormonelles Ungleichgewicht
- Stoffwechselstörungen wie Diabetes mellitus, Fettstoffwechselstörungen
- Schwermetallbelastungen mit Blei, Aluminium, Quecksilber, Arsen, Cadmium

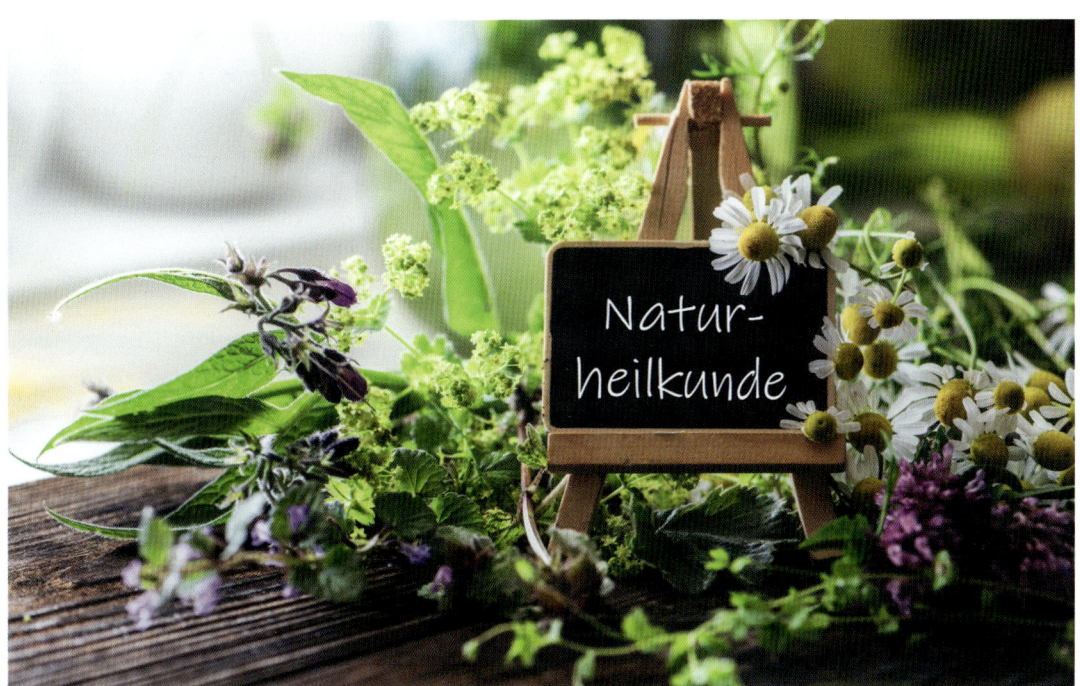

Naturheilkundliche Therapien

Die naturheilkundlichen Therapien unterstützen die Wundheilung oft an der Wurzel des Problems. Ich werde verschiedene Verfahren vorstellen, insbesondere die Merkmale herausarbeiten, die für die Wundheilung existentiell sind. Die Therapieempfehlungen sind ganz sicher noch nicht vollständig, dennoch hoffe ich, einen Beitrag leisten zu können, um die Wundversorgung kausal behandeln und verstehen zu können. Es werden Behandlungsvorschläge gemacht. Jeder Arzt und Heilpraktiker sollte selbst nach seinen Kenntnissen und seiner Durchführungsverantwortung handeln. Ich übernehme keine Haftung auf Vollständigkeit. Genauso wenig gebe ich Heilversprechen, ich stelle nur Behandlungsmöglichkeiten und -empfehlungen vor, die sich in meiner Praxis bewährt haben und teils durch Studien belegt sind.

Aromatherapie

Die Aromatherapie hat mittlerweile einen guten Stand in der Wundversorgung. Für jeden Wundtyp können spezielle ätherische Öle angewendet werden. In Anwendungsbeobachtungen (M. Wegesser) wurde insbesondere die Wirkung der antiinfektiösen Öle beleuchtet, welche in Hinblick auf multiresistente Keime angewendet werden können. Ätherische Öle können in allen Wundphasen unterstützend eingesetzt werden um eine Heilung positiv zu beeinflussen. Hierbei gibt es natürlich wichtige Merkmale zu beachten.

Bei infektiösen Wunden hat sich das Aromatogramm zur Auswahl ätherischer Öle bewährt. Man benötigt einen Wundabstrich, der dann im Labor auf die antiinfektiös wirkenden ätherischen Öle getestet wird. So erhält der Patient ein für ihn individuelles Öl zur Wundversorgung vom Labor empfohlen. Dieses kann dann vom Arzt oder Heilpraktiker rezeptiert und in der Apotheke hergestellt werden.

Folgende Labore bieten das Aromatogramm in Deutschland an:

- Ganzimmun
- Biovis Diagnostik
- Sension
- MVZ Institut Mikroökologie GmbH in Herborn
- Laboklin in Bad Kissingen

Kosten je nach Labor zwischen 20 € – 62 € oder pro Keim etwa 16 € – 20 € [3]

Eigenschaften ätherische Öle in der Wundversorgung:

- entzündungshemmend
- Förderung der Granulation
- Wundschmerzreduktion
- durchblutungsfördernd
- kostengünstig
- antiinfektiöse Wirkung

Mittlerweile werden viele Kurse, Seminare, Workshops zum Thema Aromatherapie und Aromapflege in der Wundversorgung angeboten. Neben theoretischen Wissen gibt es immer die Möglichkeit das Gelernte direkt im Workshop praktisch umzusetzen.

Lavendelölinhalation kann laut einer türkischen Studie die Schmerzen beim Verbandswechsel etwas lindern.

„Schmerztherapie – Der Wechsel von Verbänden über Brandwunden ist oft sehr schmerzhaft. Eine Inhalation von Lavendelöl kann dies lindern, wie türkische Ärzte mit 108 Kindern im Vor- und Grundschulalter mit Verbrennungen maximal 2. Grades gezeigt haben. Je 36 Kinder inhalierten 15 oder 60 Minuten vor dem Verbandswechsel Lavendelöl, 36 Kinder der Kontrollgruppe hingegen inhalierten 15 Minuten vor dem Verbandswechsel Jojoba-Öl. Unabhängig vom Inhalationszeitpunkt empfanden die Kinder der Lavendel-Gruppe weniger Schmerzen beim Wechsel des Verbandes als die Kinder in der Jojoba-Gruppe. Auch ihre Vitalparameter (Atem- und Herzfrequenz, Blutdruck und Körpertemperatur) waren im Gegensatz zur Kontrollgruppe stabil geblieben."

Im Anhang finden Sie weitere Studien zur evidenzbasierten Aromatherapie bei Schmerzen.

---

3   Stand: 03/2023

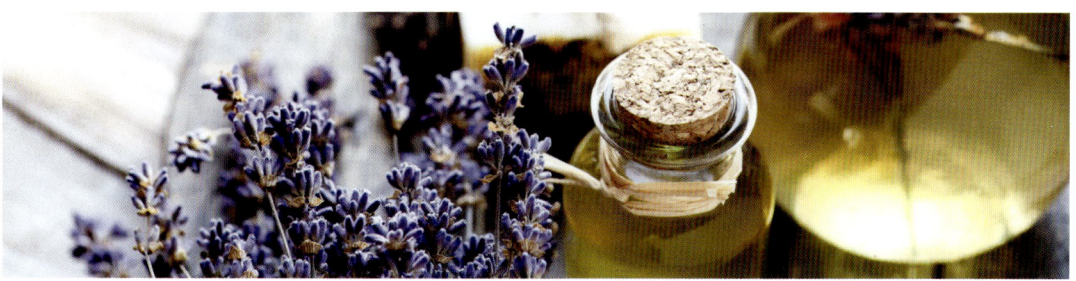

Anbei ein paar Rezeptvorschläge für die Aromapflege in der Wundversorgung, die sich in der Praxis bei Kollegen und mir bewährt haben:

Umrechnungstabelle für die Aromapflege

20 Tropfen	1 ml
1 Tropfen	1 gtt (pharmakologische Bezeichnung)
1 Tropfen	0.05 g = 50 mg
1 EL = 3 TL	15 ml
1 TL	5 ml
1 Tasse	125 ml = 1 / 8 l
1 Cup	250 ml
10 ml	1 cl
100 ml	1 dl
1000 ml	1 l
1 l Wasser	1 kg

Tr = Tropfen, EL = Esslöffel, TL = Teelöffel, l = Liter

Pseudomonas
Wildrosenöl und Propolis Hydrolat (50:50)

Trockene Haut bei Kortisontherapie / Pergamenthaut
50 ml Mandelöl
+ 5 ml Sanddornfruchtfleischöl
+ 5 Tropfen Karottensamenöl
+ 5 Tropfen Lavendel
+ 5 Tropfen Ravintsara
+ 5 Tropfen Palmarosaöl

Narbenpflegespray

10 ml Calendulahydrolat

+ 10 ml Lavendelhydrolat

+ 10 ml Lorbeerhydrolat

+ 10 Tropfen Immortelle

Diabetischer Fuß / Basis-Hautbalsam

Kokosfett + Aprikosenöl (50:50)

Narbenpflegeöl 1,5 % Lösung

40 ml Johanniskrautöl

+ 10 ml Wildrosenöl

+ 5 Tropfen Sanddornfruchtfleischöl

+ 3 Tropfen Karottensamenöl

+ 3 Tropfen Rosengeranie

+ 2 Tropfen Lavendel

+ 2 Tropfen Palmarosaöl

→ 2x täglich auftragen

Für die Wundumgebungspflege, insbesondere bei Schürfwunden bei Kindern, ist folgendes Rezept empfehlenswert

5 ml Aprikosenöl

+ 5 ml Calendulahydrolat

+ 3 Tropfen Sanddornfruchtfleischöl

→ stark entzündungshemmend, schmerzlindernd, antioxidativ, hautregenerierend

Mein Sohn und ich haben festgestellt, dass mit diesem Öl kaum Narben zurückbleiben. Wir haben das Öl 3x am Tag aufgetragen. Die Verkrustungen haben sich schnell gelöst und das darunterliegende Hautgewebe war sehr geschmeidig.

Hautcreme fürs Gesicht

10 ml Aprikosenkernöl

+ 25 ml Rosenhydrolat

+ 5 Tropfen Sanddornfruchtfleischöl

Entkrampfende Blasenauflage

1 EL Johanniskraut Mazerat

+ 5 Tropfen Lavendel

+ 5 Tropfen Majoran

→ als Kompresse verwenden

Schmerzöl akut[4]

(3 % Dosierung → muss vom Arzt oder Heilpraktiker angeordnet werden, Pflegekraft (Aroma-therapeut) darf es dann erst am Patienten verwenden)

50 ml Johanniskrautöl
+ 40 Tr. Cajeput
+ 10 Tropfen Rosmarin cineol
+ 10 Tropfen Lavendel fein

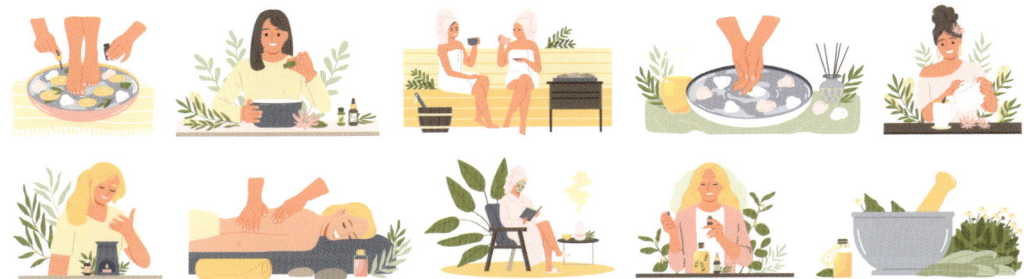

Abb. 7: Anwendungsmöglichkeiten der Aromatherapie

Dosierung von ätherischen Ölen mit Basisölen

Ätherische Öle dürfen nicht pur auf der Haut angewendet werden, daher stellt man verdünnte Lösungen her. Für Laien und Pflegekräfte sind unter Berücksichtigung der Indikationen die Lösungen von 0,5 % – 2 % empfehlenswert. Die 3 %-Lösung stellt eine therapeutische Dosierung dar und darf nur von Ärzten und Heilpraktikern angewendet werden. Wenn der Arzt die 3 %-Lösung verschreibt, darf die Pflegekraft diese unter Voraussetzung einer Aromatherapie-Ausbildung am Patienten anwenden. Die Aromatherapie bietet verschiedene Anwendungsmöglichkeiten an, wie Einreibungen, Massagen, Hand- und Fußbäder, Inhalation oder Raumspray.

Doch wie stelle ich diese Lösungen her? Man kann sich die Dosierungen selbst mischen oder man beauftragt eine Apotheke für die Herstellung.

0,5 %-Lösung
10 ml Basisöl und 1 Tropfen ätherisches Öl
30 ml Basisöl und 3 Tropfen ätherisches Öl
100 ml Basisöl und 10 Tropfen ätherisches Öl

Empfohlen wird die 0,5 %-Lösung für die Körperpflege, für empfindliche Haut und Nase, für Babys, für Kleinkinder, für Schwangere, für Senioren und für Menschen mit Demenz. Sie eignet sich sehr gut für den Start in die Aromatherapie, wenn man noch nicht viele Vorkenntnisse hat.

---

4   Diese ätherische Öl-Mischung wird auf Station K3 des Agaplesion Bethanien Krankenhaus verwendet.

1 %-Lösung

10 ml Basisöl und 2 Tropfen ätherisches Öl

30 ml Basisöl und 6 Tropfen ätherisches Öl

100 ml Basisöl und 20 Tropfen ätherisches Öl

Die 1 %-Lösung kann für die Langzeitanwendung genutzt werden. Anwenden kann man die 1 %-Lösung bei Erwachsenen und Kindern für die tägliche Körper- und Seelenpflege.

2 %-Lösung

10 ml Basisöl und 4 Tropfen ätherisches Öl

30 ml Basisöl und 12 Tropfen ätherisches Öl

100 ml Basisöl und 40 Tropfen ätherisches Öl

Die 2 %-Lösung wird gern für die Teilkörperanwendung genutzt, wie Massage zur Entspannung und Entstauung, Einreibung zum Durchatmen, zum Einschlafen oder für die Wundumgebungspflege.

3 %-Lösung (therapeutische Dosierung, Arzt und Heilpraktiker):

10 ml Basisöl und 6 Tropfen ätherisches Öl

30 ml Basisöl und 18 Tropfen ätherisches Öl

100 ml Basisöl und 60 Tropfen ätherisches Öl

Punktuelle Massagemischung bei akuten Situationen wie Muskelkater, Einreibung zur Linderung von Erkältungssymptomen und der Wundumgebungspflege bei stark irritierter Haut. Keine Langzeitbehandlung möglich.

Für die Wundheilung relevante ätherische Öle

Um die richtigen ätherischen Öle für die Wundversorgung zu finden, müssen wir uns kurz die Funktionsgruppen und deren Eigenschaften ansehen. Für die Wundversorgung kommen folgende Gruppen in Betracht: Phenole, Monoterpen-Alkohole, Monoterpen-Aldehyde, Ketone, Sequiterpen und Ester.

Phenole haben eine starke antiinfektiöse, immunmodulierende, anästhesierende und durchblutungsfördernde Wirkung. Sie reizen sehr stark die Haut und dürfen nur verdünnt angewendet werden. Es wird eine kurze Therapiezeit empfohlen, da eine hepa toxische Wirkung belegt wurde. Beispiele sind Gewürznelke, Winter-Bohnenkraut und Echter Thymian.[5]

Monoterpenol wirkt antiinfektiös, immunmodulierend, hautregenerierend und hautpflegend. Bei Säuglingen sollte man auf diese Öle, insbesondere Menthol verzichten, da ein Glottisödem auftreten kann. Zu den Ölen zählen Weihrauch, Ylang-Ylang, Palmarosa, Zitroneneukalyptus, breitblättriger Lavendel, Pfefferminze und Echter Lorbeer.

---

5   Sabrina Herbner, *Basics – Ätherische Öle: Grundwissen, Aromapflege-Mischungen & Co.* (Oy-Mittelberg: Joy Verlag, 2021).

Aldehyde weisen eine antiinflammatorische, antiinfektiöse, analgetische, den Kreislauf anregende Wirkung auf. Allergiker sollten hier wegen möglicher Hautreizungen aufpassen. Citral kann den Augeninnendruck erhöhen. Zitroneneukalyptus und Südseemyrte sind hier zu nennen.

Ketone können neurotoxisch und epileptisierend wirken, daher muss auch hier äußerste Vorsicht walten. In hohen Dosierungen kann ein Abort ausgelöst werden. In der Wundversorgung macht man sich folgende Eigenschaften wie stark regenerierend, granulationsfördernd, epithelisierend, antiallergisch, antiinflammatorisch und antiinfektiös zu Nutzen. Breitblättriger Lavendel, Südseemyrte, Pfefferminze und Italienische Strohblume fallen in diese Gruppe.

Sesquiterpene sind in der Regel wie auch Ester gut verträglich. Sesquiterpene haben lymphogene und phlebotonische Eigenschaften. Zudem weisen sie immunmodulierende, antiinflammatorische und antiallergische Potenziale auf. Weihrauch, Italienische Strohblume, Südseemyrte, Sandelholz und die gemeine Schafgarbe fallen in diese Unterteilung.

Ester sind hautfreundlich, analgetisch, antiphlogistisch und sedativ wirksam. Zu ihnen zählen der Echte Lavendel, die Italienische Strohblume, die Palmarosa und die Duftpelargonie.

Ätherische Öle sollten nie pur aufgetragen werden. Sie benötigen eine Emulsion. Man kann Hydrolate und Basisöle verwenden, um die ätherischen Öle auf die Haut auftragen zu können. In einem Trägeröl verdünntes ätherisches Öl wird langsamer absorbiert und gelangt auch in tiefere Hautschichten.[6] Wenn man eher ätherische Bäder anwenden möchte sollte man die ätherischen Öle mit Salz, Honig oder Sahne vermengen und dann erst dem Wasser zuführen.

Verschiedene Pflanzenhydrolate

In der Aromatherapie verwendet man Hydrolate zur Wundreinigung. Hydrolate entstehen durch die Abkühlung von Destillationsdampf als Kondensate.

Bei der heute gebräuchlichen Wasserdampfdestillation wird überhitzter Wasserdampf durch das auf ein Sieb platzierte Pflanzenmaterial geleitet. Durch den Druck und die Hitze dieses hoch erhitzten Wasserdampfes werden die Ätherisch-Öl-Moleküle mechanisch mit nach oben getragen. Der Wasserdampf wird darauf im Kondensator wieder abgekühlt und kondensiert. Das Kondenswasser, oder Hydrolat (K. Fotinos-Graf) wird dann gesammelt und abgezogen. Die Hydrolate enthalten die hydrophilen Stoffe der destillierten Pflanze und geringe Mengen an ätherischen Ölen (max. 1 %), daher werden die Hydrolate gerne in der Pädiatrie und Geriatrie verwendet.

→ Vorteil: ohne Zusatz von Alkohol

In der nachfolgenden Zusammenfassung sind einige Pflanzenhydrolate aufgelistet und ihre seelischen Wirkungen und Anwendungen erläutert.

---

6   Eliane Zimmerman, *Aromatherapie für Pflege- und Heilberufe.* (Stuttgart: Sonntag Verlag, 2018).

Rose (Rosa noisette) wirkt harmonisierend, ausgleichend und stabilisierend. Bei folgenden Anwendungen wird die Rose empfohlen:

- Bindehautentzündung, müde, trockene Augen → als getränkte Kompresse
- Hitzewallungen
- Windeldermatitis bei Säuglingen
- Wadenwickel
- Körperpflege
- wundberuhigend, kühlend, blutstillend, epithelisierend, analgetisch, anti-inflammatorisch, antimikrobiell[7]
- verstärkte Regenerierung der Zellwände[8]

Rosmarin (Rosmarinus officinalis L.) wirkt gedächtnisstärkend, konzentrationsfördernd und belebend. Rosmarin wird gern eingesetzt bei:

- niedrigem Blutdruck
- verschleimten Atemwegen, Erkältung (Inhalationszusatz)
- chronisch kalten Füßen
- Menstruationsstörungen (Rosmarin fördert die Durchblutung)[9]

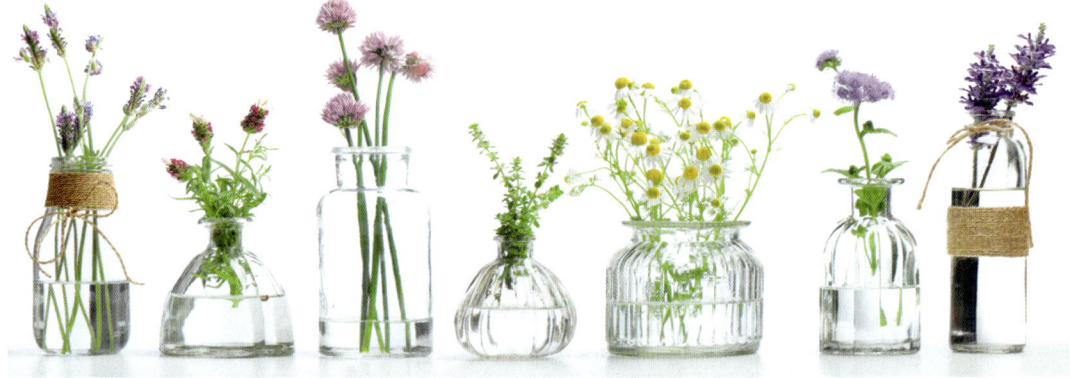

Calendula (Calendula officinalis) hat eine beruhigende, abschwellende, adstringierende, entzündungshemmende, antibakterielle und antiseptische Wirkung. Angewendet wird Calendula:

- bei empfindlicher Haut
- als Wundumgebungspflege
- bei Akne
- zur Lymphflussanregung
- als Mundwasser[6]

7   Inga Hoffmann-Tischner, Seminarunterlagen. (2022).
8   vgl. Dietrich Wabner & Christine Beier, *Aromatherapie: Grundlagen – Wirkprinzipien – Praxis*. S.454. (Urban & Fischer, 2009).
9   Sabrina Herber, *Aromatherapie in der häuslichen Pflege*. (Oy-Mittelberg: Joy Verlag, 2019).

Lavendel (Latifolia, Speiklavendel) beruhigt die Nerven und hilft bei Stress[10]. Außerdem ist er sehr hilfreich bei folgenden Anwendungen:

- Hitzewallungen
- Gesichtswasser
- Akne, leichte Rasurverletzungen
- Grundlage für Deos
- Babypflege

Melisse (Melissa officinalis L.) wirkt angstlösend, ausgleichend, belebend und stimmungsaufhellend. Folgende Indikationen sind bekannt:

- Gürtelrose
- Venenentzündung[11]
- Hand-Fuß-Syndrom
- Ausschlag im Genital- und Analbereich
- Halsschmerzen oder Fieberbläschen (Gurgeln)
- trockene Schleimhäute
- Schwellung durch entzündete Insektenstiche

Immortelle (Helichrysum italicum) gleicht aus, baut auf, wirkt antidepressiv, entspannend und beruhigend. Anzuwenden bei:

- Trauma, Prellung, Hämatom bei Mensch und Tier
- stumpfe Verletzung am Auge[10]
- große zahnärztliche Behandlung
- After-Sun-Spray
- gereizte Haut nach Haarentfernung[11]
- starke / schmerzhafte Menstruationsblutungen

Minze (Mentha spicata var. Crispa) bringt einen klaren Kopf, richtet auf und erfrischt. Anbei ein paar Anwendungsmöglichkeiten:

- Insektenstiche und allgemein juckende Haut (als Eiswürfel)
- Mundgeruch (Gurgeln)
- zahnärztliche Behandlung (Eiswürfel)
- Wadenwickel
- Blähungen und Reizdarm (3EL / 1l Wasser)[11]
- Östrogentherapie
- Wechseljahre[10]

---

10   Hoffmann-Tischner, Seminarunterlagen.
11   Herber, Basiscs – *Ätherische Öle.*

Lorbeer (Laurus nobilis) wirkt angstlösend, ausgleichend, stärkend und stabilisierend. Folgende Indikationen sind bekannt:

- Entlastung der Lymphe
- geschwollener Lymphknoten
- Muskelverspannungen
- rheumatische Beschwerden
- Haarausfall
- unterstützt das Immunsystem nach Impfungen

Kornblume (Centaurea cyanus L.) beruhigt leicht bei Reizbarkeit und sorgt für ein sonniges Gefühl[12]. Folgende Indikationen haben sich bewährt:

- Bindehautentzündung und müde, trockene Augen
- Gesichtswasser
- Hitzewallungen
- Haarpflege

Johanniskraut (Hypericum perforatum) wirkt stimmungsaufhellend, antidepressiv und persönlichkeitsstärkend. Anzuwenden bei:

- Winterdepression
- emotionaler Belastungen
- juckender, poröser, rissiger Haut
- Gesichtsreinigung
- Vaginalspray
- Einschlafhilfe
- Anti-Ärger-Spray[12]

---

12 Hoffmann-Tischner, Seminarunterlagen.

Hautpflege Basisöle

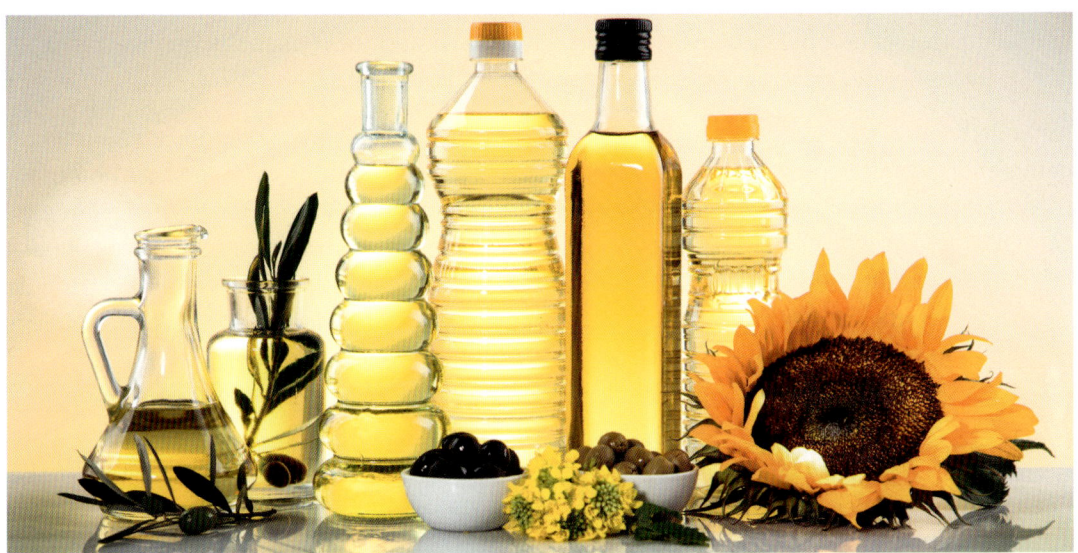

Abb. 8: Verschiedene Öle (Olivenöl, Sonnenblumenöl, Rapsöl)

An dieser Stelle möchte ich einige Basisöle / Trägeröle vorstellen.

Jojoba Öl reguliert den Feuchtigkeitshaushalt der Haut und stärkt das Bindegewebe durch Vitamin E. Es ist für alle Hauttypen geeignet. Angewendet wird es bei Neurodermitis, bei trockener schuppiger Kopfhaut oder als Sonnenschutzfaktor 3–4.[13]

Aprikosenkernöl ist für die empfindliche Haut. Es zieht schnell ein und die Haut wird geschmeidig. Es aktiviert den Hautstoffwechsel und wirkt auf die Haut regenerierend sowie vitalisierend. Folgende Indikationen ergeben sich: bei Sonnenbrand, als Haarpflege, als Gesichtspflege reifer Haut oder präventiv gegen Schwangerschaftsstreifen und Cellulite.

Sanddornfruchtfleischöl ist für alle Hauttypen geeignet. Es wirkt stark entzündungshemmend, schmerzlindernd, stark antioxidativ, stark haut- und schleimhautregenerierend, antiseptisch sowie reizmildernd. Es wird eingesetzt bei der Strahlenprophylaxe, Aphten, Entzündungen der Mundschleimhaut, Sonnenbrand, Verbrennungen, Ekzemen und Neurodermitis.

Mandelöl kann bei allen Hauttypen angewendet werden. Es wirkt leicht wärmend, unterstützt den Feuchtigkeitshaushalt der Haut, ist reizlindernd, beruhigt die Haut, verbessert die Hautelastizität, ist entzündungshemmend, gering komedogen (zieht gut in die Haut ein, ohne die Poren zu verstopfen), es stärkt das Bindegewebe und lindernd den Juckreiz. Von der Babyhaut bis zur Altershaut[13]. Folgende Indikationen wurden herausgearbeitet: Entzündete Haut, Massageöl, Gesichtspflege bei Augenfältchen, bei rissiger und trockener Haut, Babyhaut, Neurodermitis.

---

13 Hoffmann-Tischner, Seminarunterlagen.

Kokos ist für alle Hauttypen geeignet, die den Kokosgeruch mögen. Es wirkt kühlend, haut-stabilisierend, hautregenerierend, haar- und kopfhautpflegend, zeckenabwehrend und antimi-krobiell. Anzuwenden bei entzündeter Haut, Hyperkeratosen beim diabetischen Fußsyndrom (DFS), Sonnenbrand oder als Handpflege bei stark irritierter Haut.[14]

Johanniskrautöl fördert die Durchblutung, wirkt wärmend, schmerzlindernd, entzündungs-hemmend, adstringierend, antibakteriell, viruzid, antimykotisch und wundheilungsfördernd. Es kann bei allen Hauttypen eingesetzt werden. Sonnenbrand, Verstauchungen, Prellungen, Muskelkater, oberflächliche Hautläsionen, Neuralgie, Ischiasbeschwerden können mit Johan-niskraut behandelt werden. In der Wundversorgung kann Johanniskrautöl als Wundrandschutz eingesetzt werden. Zudem wirkt es gegen gram-positive Bakterien wie MRSA (methicillin-resistenter Staphylococcus aureus).[15]

Waschungen mit Lavendelessig

- Entstauung müder Beine
- zur Symptomlinderung bei Fieber
- antibakterielle Wirkung
- Palliativpflege

Anwendungsmöglichkeiten

Körper- / Teilwaschung

→ 4 – 5 EL auf 4 Liter Wasser für eine Waschung mit Lavendelessig wirkt bei Fieber. Zudem wird der natürliche Säureschutzmantel der Haut unterstützt. Die beruhigende, harmonisierende und auch antimikrobielle Wirkung eignet sich für die Palliativpflege.

Haarpflege

1 Teil Lavendelessig auf 2 Teile Wasser für eine Haarspülung löst Schuppen, lindert Beschwerden bei Schuppenflechte, macht das Haar geschmeidig und verhilft ihm zu neuem Glanz.[16]

Wichtige Merkmale beim Kauf von ätherischen Ölen

Wer ein ätherisches Öl kaufen möchte, hat die Qual der Wahl. Von günstig bis teuer, von Duft-ölen oder Raumölen bis hin zu Gemischen ist auf dem Markt alles vorhanden. Ein hochwertiges ätherisches Öl sollte folgende Punkte auf seiner Flasche sichtbar aufweisen können:

- Herkunft (welches Land, welche Stammpflanze, welcher Pflanzenteil → Wurzel, Blätter, Blüte, Holz, Frucht usw.)
- Reinheit (100 % reines ätherisches Öl)

---

14   Herber, *Basiscs – Ätherische Öle.*
15   Herber, *Aromatherapie in der häuslichen Pflege.*
16   Hoffmann-Tischner, *Seminarunterlagen.*

- Destillation (Wasserdampfdestillation, niedriger Druck, ohne Auszugshilfen)
- Pflanzenqualität (Wildsammlung, kontrolliert biologische Erzeugung)
- Preisfrage (hochwertige Öle haben ihren Preis, aber man benötigt auch weniger Tropfen)
- Beipackzettel oder Flasche (Chargenbezeichnung, deutsche und lateinische Pflanzenbezeichnung, um Verwechslungen zu vermeiden)
- Qualitätssiegel (Güte- und Prüfsiegel, EU-Bio-Logo)
- Chemotyp (je nach Umgebung kann zum Beispiel der Thymian in mediterranen Lagen scharf und hautreizend, in höheren Lagen aber mild sein)
- BIO (auf Anbau achten)

Unsere Haut – das Superorgan[17]

Die Haut ist mit über $2\,m^2$ das größte Organ des Körpers.

- Zuggewicht 90 kg pro cm^2
- 2,5 Mio. Schweißdrüsen
- Schutzfilm pH 5,7
- Blutgefäßsystem 240 km
- Hauterneuerungsprozess dauert durchschnittlich 28 Tage

Die Aufgaben der Haut sind:
- Schutz vor UV-Strahlen, Bakterien, Flüssigkeiten und Chemikalien
- reguliert den Wärme-/Kältehaushalt
- Flüssigkeitsschutz (Schutz vor Austrocknung)
- Immunsystem und Infektabwehr
- Sinnesorgan als Alarmauslöser
- Speicherfunktion

Wie kommt die Pflege in die Haut?

Unsere Haut bildet als größtes Organ die Barriere unseres Organismus zur Außenwelt. Sie besitzt einen Säureschutz- bzw. Hydrolipidmantel mit einem leicht sauren pH-Wert, welcher aus Schweiß- und Talgdrüsen gebildet wird. Diese hauteigene Emulsion, die auch vor Austrocknung schützt, versucht man mit Feuchtigkeitscremen zu imitieren. Diese bestehen überwiegend aus Wasser, oft kombiniert mit problematischen (synthetischen) Emulgatoren → Öl-in-Wasser-Emulsion (O/W). Dadurch wird die Austrocknung zusätzlich beschleunigt und es entsteht ein unerfreulicher Dochteffekt.[18]

---

17 Birgit Ebbert, *Duftgeschichten für Senioren mit Anregungen und Rezepten aus der Aromapflege.* (Mühlheim an der Ruhr: Verlag an der Ruhr, 2020).
18 Hoffmann-Tischner, Seminarunterlagen.

Aufgrund dessen wird daher empfohlen ein Basisöl mit einem Hydrolat zu kombinieren und die hauteigenen Emulgatoren zu nutzen. Mit Öl allein kann die Haut nicht viel anfangen. Kommt ein Hydrolat hinzu, entsteht eine natürliche Emulsion, welche die Haut aufnehmen und verwenden kann.

Das Anfeuchten ist also sehr wichtig. Zu jedem Basisöl gehört ein Hydrolat, damit eine Wasser-in-Öl-Emulsion (W/O) mit hauteigenen Emulgatoren entstehen kann.

Erst die Verbindung von Wasser und Öl mit den körpereigenen Emulgatoren der Haut „Lecithin" und „Cholesterin" ermöglichen das Einziehen beider Stoffe in die Haut.[19]

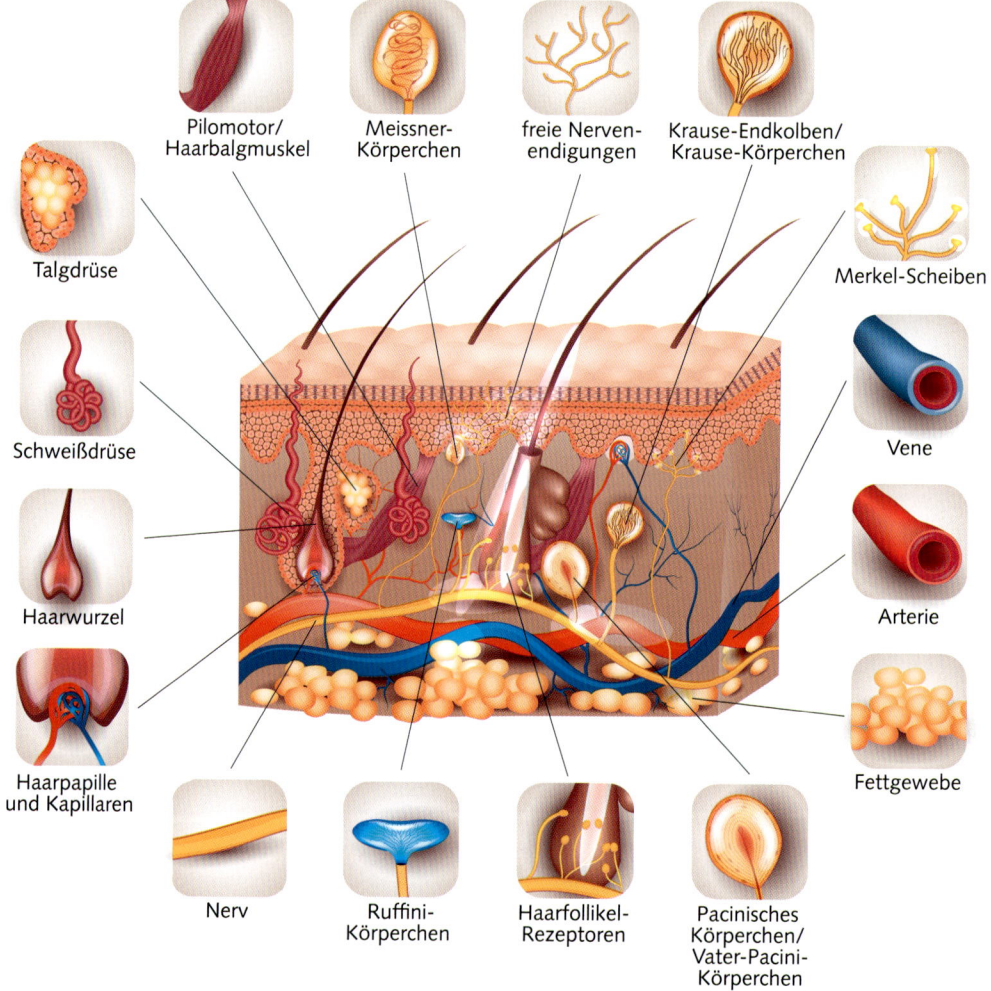

Abb. 9: Die Haut

---

19   Hoffmann-Tischner, Seminarunterlagen.

Blutegel/Hirudotherapie

Die Blutegeltherapie ist in der Naturheilkunde tief verankert. Dabei gibt es verschiedene Behandlungsmöglichkeiten (lokal symptomatische Behandlungen, systemische Behandlungen, Behandlungszonen über Körperschemata/Reflexzonen, Behandlungen nach Mondphasen, Behandlungen nach Hildegard von Bingen und natürlich nach den schulmedizinischen Indikationen).

Aber auch in der Schulmedizin sind die Blutegel in vielen Fachbereichen nicht mehr wegzudenken (Chirurgie, Dermatologie, Rheumatologie, Neurologie, Hämatologie, Gynäkologie, HNO und Zahnarzt). Ich möchte in diesem Buch nur auf die Wundversorgung eingehen, dennoch werde ich einen kleinen historischen Ablauf der Hirudotherapie darlegen, zum besseren Verständnis.

Arzt, Heilpraktiker, Durchführung kann an Pflege delegiert werden.

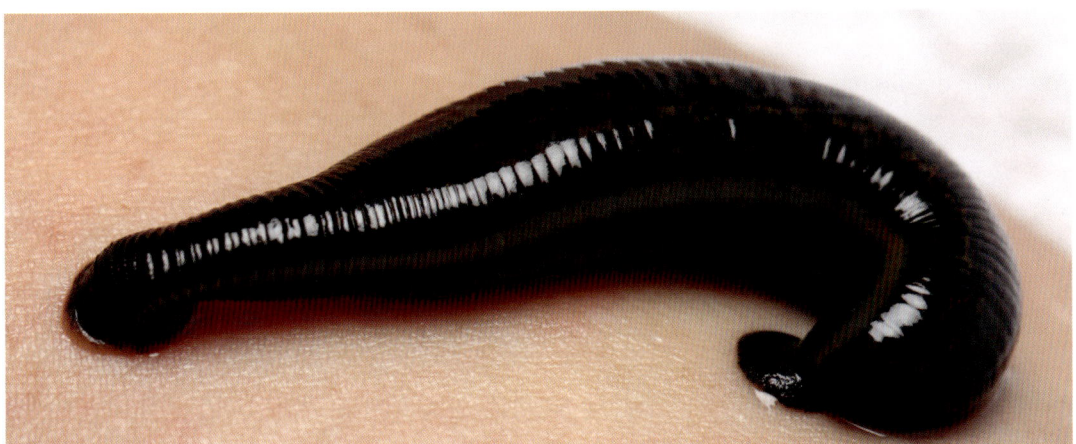

Abb. 10: Saugender Blutegel

Geschichte der Blutegeltherapie im Überblick:

- 1500 v. Chr.: Darstellungen der Blutegelbehandlung in Pharaonengräbern (Ägypten)
- 1300 v. Chr.: Anleitung zur Blutegelbehandlung in Sanskrit-Schriften (Indien)
- 150 v. Chr.: Beschreibung der Blutegeltherapie durch Nicandros von Kolophon
- 50 v. Chr.: Römische und griechische Anleitungen zur Blutegeltherapie (Themison)
- 150: Schrift des römischen Arztes Galan zu Blutegeltherapie und Aderlass (Konzept des Ausgleichs der Körpersäfte/Humoralmedizin)
- 1000: „Leecher" (nach leech= Blutegel) wird in England synonym für „Arzt/Heiler" verwendet
- 1799: Blutegeltherapie plus Aderlass bei Kehlkopferkrankung von George Washington
- 1800–1850: Exzessive Anwendung von Blutegeln in Europa und USA, 80 Blutegel pro Sitzung, 42 Millionen Blutegel werden im Jahr 1833 in Frankreich verwendet
- 1884–1986: Haycraft entdeckt gerinnungshemmende Wirkung des Blutegelspeichels

- 1904: Wirksubstanz wird identifiziert und als Hirudin benannt
- 1955: Isolierung und Produktion von Hirudin zu medizinischer Verwendung als Gerinnungshemmer (Markwardt)
- 1986: Zulassung des gentechnologisch hergestellten Hirudin (REFLUDAN) als Antikoagulans
- 1920–1940: Vermehrter Einsatz der Blutegel in Deutschland in der Naturheilkunde (Aschner, Bottenberg)
- seit 1970: Indikationslisten werden erstellt: venöse Stase, Nekrosegefahr, Arthrose, Hämatome, Sehnenentzündungen, Rückenschmerzen
- 2005: Blutegel werden in Deutschland als Fertigarznei eingestuft und sind zulassungspflichtig.
- im Zulassungsverfahren müssen Arzneimittel die Sicherheit, die Wirksamkeit und die Qualität nachweisen
- für medizinische Zwecke wird der Hirudo verbana verwendet
- Hirudo medicinalis und Hirudo orientalis stehen unter Artenschutz und dürfen nicht verwendet werden

Anatomie der Blutegel[20]

- 2 Saugnäpfe, Bissapparat im vorderen Saugnapf
- 3 Kiefer mit ca. 80 Zähnchen
- Zähne sägen sich pendelartig durch die Haut des Wirtes
- Abgabe der Wirkstoffe aus Öffnungen zwischen den Zähnen
- Saugvorgang zwischen 20–90 Minuten
- Körpervolumenzunahme 5- bis 8-fach
- Saugmenge ca. 10–15 ml
- Nachblutung ca. 10–15 ml
- Zwitter

Speziesmerkmale

- Bewegungsrichtung nur vorwärts
- scheidet einen Teil der Wasserbestandteile des Blutes während des Saugvorganges über die Egelhaut aus
- eine Mahlzeit reicht bis zu zwei Jahren (in der Natur)
- Egel saugen nach der Mahlzeit frühestens wieder nach 5 Monaten (in der Natur)
- kann bei genügend Feuchtigkeit über Wochen außerhalb des Wassers überleben
- Alter bis 30 Jahre möglich
- Medizinische Blutegel werden nur einmal verwendet und dann fachspezifisch entsorgt. Entweder man friert sie ein oder man sendet sie an die Biebertaler Blutegelzucht zurück. Die Biebertaler Blutegelzucht setzt die Blutegel dann in den Rentnerteich aus. Die Rentnerblutegel werden nicht wiederverwendet.

---

20 Dominique Kaehler Schweizer & Magdalene Westendorff, *Hirudotherapie – Ein Handbuch der Blutegeltherapie*. (Belisana Verlag, 2013).

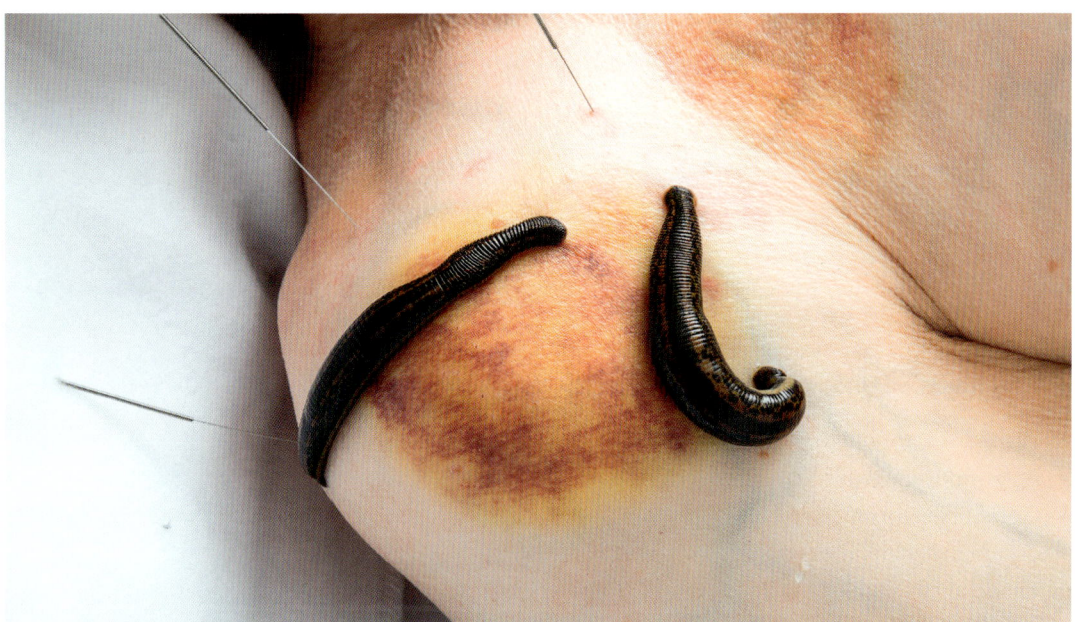

Abb. 11: Kombination von Akupunktur und Blutegeltherapie bei Hämatom an der Schulter

Wirkstoffe des Blutegelspeichels

Hirudin:
- Inaktivierung des Blutgerinnungsfaktors Thrombin
- Unterbindung der Umwandlung von Fibrinogen zu Fibrin
- Inaktivierung der Gerinnungsfaktoren V, VII, XIII
Arznei: Refludan®

Faktor Xa-Hemmer:
- Hemmung der Umwandlung von Prothrombin in Thrombin
Arznei: Fondaparinux

Destabilase:
- Auflösung von Fibrin und Blutgerinnseln (Thrombolyse)

Calin:
- Hemmung der Aktivität des „von Willebrand Faktor" (= Gewebe-Bindungs-Faktor)
- Hemmung der Thrombozytenadhäsion
- Hemmung der Thrombozytenbindung an die Gefäßwände (Ursache für die Nachblutung und Wundöffnung über mehrere Stunden)

Hyaluronidase:
- Auflockerung mit Erhöhung der Durchlässigkeit des Bindegewebes (spreading effect)
  → Beschleunigte Aufnahme der Salvia-Wirkstoffe im Gewebe
Arznei: Hylase → Lokal-Anästhesie-Beschleunigung → Brennen der Haut

Bdelline:
- entzündungshemmend (Trypsin, Plasmin, Acrosin)

Egline:
- entzündungshemmend (Trypsin, Elastase, Kathepsin G)

LDTI (leech Derived Tryptase Inhibitor):
- entzündungshemmend (Hemmung der Mastzellen-Tryptase)

Hirustatin
- entzündungshemmend (Trypsin, Kallikrein, Kathepsin G)
- Anti-Koagolation (Faktor Xa-Hemmung)

Histamin-Analogon:
- entzündungsfördernd
- Gefäßerweiterung
- durchblutungsfördernd

(= Ursache für lokale Hautrötung und Juckreiz im Anschluss an die Blutegelbehandlung)

Mit modernen analytischen Verfahren wurden 150–200 organische Moleküle als weitere Inhaltsstoffe des Blutegelspeichels identifiziert.[21] Pharmakologische Aktivität aller Inhaltsstoffe ist noch nicht geklärt.

Herr Bottenberg (1936) hat folgende **Wirkweisen der Blutegeltherapie** zusammengefasst:

Allgemeine Wirkungen wie

- deplethorische Wirkung
- allgemein blutreinigende und entgiftende Wirkung
- entzündungshemmende Wirkung
- krampflösende und allgemein beruhigende Wirkung
- aufsaugende Wirkungen

Örtliche Wirkungen wie

- gerinnungshemmende Wirkung
- lymphstrombeschleunigende Wirkung
- antithrombotische Wirkung
- immunisierende Wirkung
- gefäß- und krampflösende Wirkung[22]

21   Andreas Michalsen & Manfred Roth, *Blutegeltherapie*. (Stuttgart: Haug Verlag, 2012).
     Kaehler Schweizer & Westendorff, *Hirudotherapie.*
22   vgl. Kaehler Schweizer & Westendorff, *Hirudotherapie.* S. 87 – 92

Natürliches Sicherheitsmanagement bei medizinischen Blutegeln

- Zucht: Aufzuchtsdauer 2 Jahre, erhalten 7 Fütterungen mit Pferdeblut bis zur Anwendungsreife
- die Wirkstoffdrüsen der medizinischen Blutegel sind keimfrei
- da Egel erst frühestens 5 Monate nach der letzten Mahlzeit erneut beißen, besteht eine naturgegebene Quarantänezeit gegen Krankheitsübertragungen → in der Medizin werden 8 Monate Nahrungskarenz eingehalten, bevor Blutegel an einem Patienten beißen dürfen[23]
- beim Saugvorgang werden keine Bakterien aus dem Magen-Darm-Trakt in die Wunde abgegeben
- im Magen-Darm-Trakt wurden antimikrobielle Substanzen gefunden, die Fremdbakterien hemmen
- die natürliche Bakterienflora auf der Haut der medizinischen Blutegel weist keine Bakterien mit einem Infektionsrisiko für Patienten mit intaktem Immunsystem auf
- Nachblutung zur Reinigung der Wirtswunde

Indikationen für die Blutegelbehandlung

Die Liste für die die Indikationen ist mittlerweile sehr lang. Ich möchte in diesem Buch nur auf die Indikationen in der Wundversorgung eingehen. Dazu zählen:

- Entzündungen, Abszess, Furunkel
- arterielle Verschlusskrankheit, Hämatome, Ödeme, Wundheilungsstörungen
- Durchblutungsstörungen, Ulcus cruris, Dekubitus, Zysten
- Mikroangiopathie, Neuropathie, Fußfraktur, Fersensporn
- Thrombophlebitis, Thrombose, Varikose, Venostase
- Krampfadern, Hämorrhoiden

Kontraindikationen für die Blutegelbehandlung

- Aspirin → 3 Tage vor Behandlung absetzen, nur minimale Blutegelzahl verwenden
- medikamentöse Hemmung der Blutgerinnung (Marcumar, Plavix, Iscover, Coumarin, Falithrom)
- schwere Immundefekte, medikamentöse Unterdrückung des Immunsystems
- akute Infektionskrankheit, Fieber
- starke Allergieneigung gegenüber tierischen Eiweiß
- Bluterkrankheit/Blutungsneigung/Blutarmut
- Magenschleimhautentzündung mit Schleimhautdefekten (Magen-, Darmblutungen oder -geschwüre)
- schwerwiegende Organerkrankungen (Lebererkrankungen)
- überschießende Bindegewebebildung nach Wunden
- in der Schwangerschaft
- Kinder → keine gültigen Erkenntnisse

---

23 Produktinformationen der Biebertaler Blutegelzucht GmbH zum medizinischen Blutegel.

Nebenwirkungen

Häufigkeit (>1 / 10):

- lokaler Schmerz (Ziehen, Mückenstich, Kribbeln) zu Beginn des Saugvorgangs
- Sickerblutung für 12–24 Stunden (Wundreinigung)
- Blutverlust pro Egel: 10–15 ml
- Lokaler Juckreiz, leichte Schwellung, rötlich-violette Hautfärbung für mehrere Tage („Mercedesstern"). Der „Mercedesstern" kann mehrere Tage sichtbar sein, danach wird er blasser und ist dann kaum noch zu sehen. Kleine Narbe kann verbleiben.

Häufigkeit (>1 / 100)

- Blutungsneigung bis 48 Stunden
- lokale Entzündung (mangelnde Wundhygiene)
- Anschwellen der Lymphknoten (Extremitäten hoch und ruhig lagern)
- lokal begrenzte allergische Reaktion

Häufigkeit (>1 / 1000)

- starker Blutdruckabfall

Häufigkeit (>1 / 10000)

- ausgeprägte lokale Entzündung (Wundrose → Antibiotika)
- Sepsis[24]

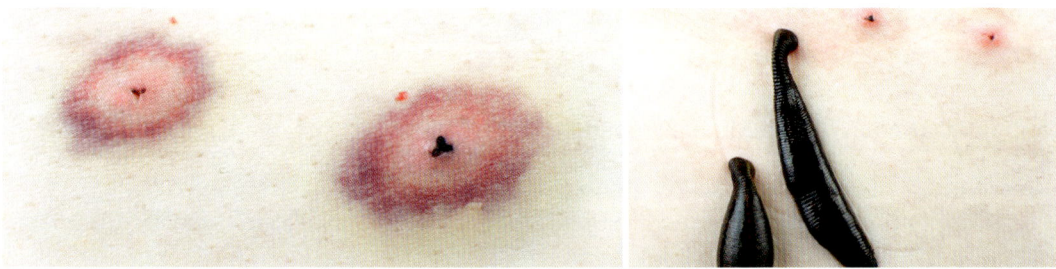

Abb. 12: links: Mercedessterne, rechts: 2 saugende Blutegel, im oberen Bereich sind die Mercedessterne zu sehen

Praktisches Vorgehen

Vorsorge / Anamnesegespräch
- Klärung der Indikation
- Klärung der aktuellen Medikamente
- Hb-Kontrolle
- Gerinnungskontrolle
- Patientenerklärung unterschreiben lassen

---

24 Michalsen & Roth, *Blutegeltherapie*.
    Kaehler Schweizer & Westendorff, *Hirudotherapie*

Ansetzen der Blutegel

Was muss der Patient beachten, damit der Blutegel beißt? Man sollte auf stark duftende Seifen, Duschgels und Parfüm verzichten. Sollte der Patient Angst oder Ekel empfinden, wird sich der Geruch des Menschen verändern und der Blutegel wird nicht saugen. Hier haben sich die RESCUE-Bachblüten-Tropfen bewährt, 1–2 Tropfen in ein Glas mit Wasser, dieses langsam trinken und man merkt, wie der Patient entspannter wird. Man kann dem Patienten auch schon vor der Behandlung mit Blutegeln diese zeigen lassen. Blutegel sind Lebewesen und man sollte sie mit Achtung behandeln, vielleicht möchte der Blutegel diesen Patienten einfach nicht beißen. Dann sollte man den Blutegel ins Wasser zurücksetzen und vielleicht einen anderen wählen. Blutegel nie zum Beißen zwingen. Es gibt immer Gründe, warum diese es nicht wollen.

Die Behandlungsdauer richtet sich nach der Anzahl der Blutegel und deren Sauglust. Mit einer Stunde sollte man auf jeden Fall rechnen, da man mit Lebewesen arbeitet. Stress und Zeitdruck sind bei der Blutegeltherapie fehl am Platz, dadurch werden die Blutegel nur selbst gestresst und unwillig.

Wie fühlt sich eine Blutegelbehandlung an? Ich kann aus eigener Erfahrung berichten, dass sich die Blutegelbehandlung anfangs etwas komisch anfühlt. Die Blutegel bewegen sich auf der Haut und fühlen sich leicht schleimig an. Während sich die Blutegel durch die Haut sägen, hat man das Gefühl, als ob man in eine Brennnessel gefasst hat, nur brennt es nicht dauernd, sondern in Schüben und nur etwa 5 Minuten. Sobald der Blutegel die Hautschichten durchdrungen hat, fängt er an zu Saugen. Diesen Vorgang merkt man gar nicht, man sieht nur die Wellenbewegungen des Blutegels während des Vorgangs. Ist der Blutegel satt, lässt er selber los und löst sich.

Die durchschnittliche Anzahl der Blutegel richtet sich nach Indikation und Größe des zu behandelnden Areals. Mehr als 10 Blutegel sollten es aber nicht sein.

Was sollte man bei der Organisation der Behandlung beachten? Ihr Patient sollte vor der Behandlung auf Toilette gehen, da man die Sitzung zeitlich nicht ganz abschätzen kann. Wenn der Patient in der Sitzung zur Toilette muss, sollten sie ihn begleiten und versuchen die zu behandelnden Stellen zu schützen. Wenn ein Blutegel sich festgesaugt hat, bleibt er auch festgesaugt, außer er ist fertig. Der Patient kann sitzen oder liegen, je nach Kreislaufsituation und zu behandelnder Stelle. Sollte sich der Patient unsicher fühlen oder der Erstverband die Fahrtüchtigkeit behindern, sollte sich der Patient für den Heimweg abholen lassen oder ein Taxi nehmen.

Sie geben dem Patienten ein Care-Paket mit, damit er, falls der Erstverband durchgeblutet ist, diesen wechseln kann. Sie als Therapeut sollten für den Patienten telefonisch erreichbar sein, falls Fragen oder Ängste auftauchen zwecks der Nachblutung. Am Folgetag sollte der Patient sich in die Praxis zur Kontrolle begeben und dann können Sie ihm die nachfolgende Versorgung erklären.

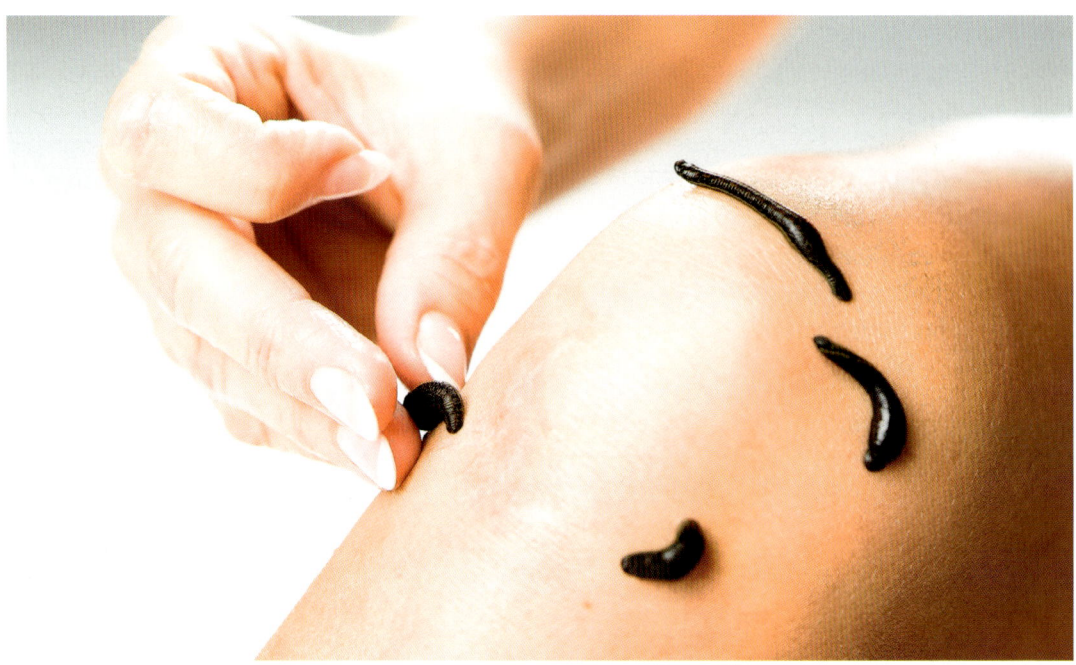

Abb. 13: Ansetzen der Blutegel, der längliche Blutegel sucht noch die passende Stelle

Nachsorge

- Verlaufskontrolle mit Verbandswechsel am Folgetag
- Schonung und Ruhigstellung, insbesondere nach Ansetzen an Extremitäten
- Hygiene/Körperpflege
- Erläuterung potenzieller Nachwirkungen
- Reiben und Kratzen der Bisswunden vermeiden

Die Biebertaler Blutegelzucht (bbez) stellt für Therapeuten einige Dokumente als PDF-Datei bereit. Folgende Dateien können bezogen werden:

- Gebrauchsinformationen Blutegel, Medirud
- Haltungshinweise vor der therapeutischen Anwendung
- Gebrauchsanweisung für das Rücknahme-Set für medizinische Blutegel

Dort können Seminare, Workshops und Führungen zum Thema Blutegeltherapie gebucht werden.

Madentherapie / Larventherapie

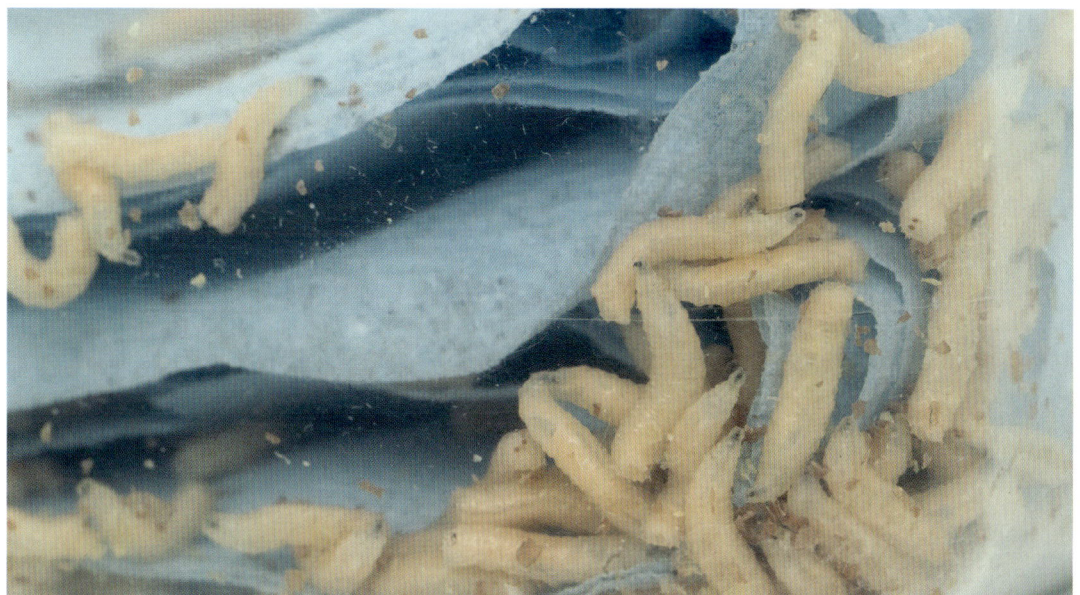

Abb. 14: Maden freilaufend

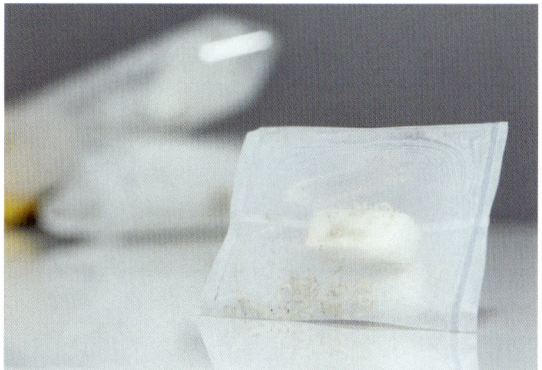

Abb. 15: Maden Versand fertig im BioBag®

Die Madentherapie wird seit 400 Jahren schon in der Schulmedizin als biochirurgisches Débridement verwendet. Durch Operationstechniken und Antibiotikatherapie ging das Wissen um die Madentherapie teilweise verloren. Mit der Entstehung multiresistenter Bakterienstämme erwacht die Madentherapie in der Biofilmentfernung wieder zu neuem Leben.

Die gezüchteten Fliegenlarven helfen Nekrosen abzutragen. Die Fliegenlarven der Gattung Lucilia sericata werden unter sterilen Bedingungen gezüchtet. Als Nekrophagen ernähren sie sich ausschließlich von abgestorbenem Gewebe („extrakorporale Verdauung"), dabei löst ihr Speichelsekret die hartnäckigen Nekrosen auf. Dieses dann verflüssigte Sekret dient ihnen als Nahrung. Gesundes vitales Gewebe wird nicht angegriffen. Im Madenspeichelsekret sind viele Wirkstoffe, wie proteolytische Enzyme und antibakterielle Substanzen enthalten, die das Wachstum von Chondrozyten und Fibroblasten fördern und die Aktivität der Bakterien hemmen. Ihr Speichelsekret ist zudem auch basisch. Hierdurch kommt es zur pH-Wert-Verschiebung in der Wunde. Die Wunde wird besser mit Sauerstoff versorgt und die Wachstumsfaktoren werden angeregt. Im Verdauungstrakt der Madenlarven werden die Bakterien neutralisiert.

Durch die Bewegung der Larven wird die Exsudat-Produktion angeregt. Dies fördert das Ausschwemmen von Bakterien.

Arzt, Heilpraktiker, Durchführung kann an die Pflege (Wundexperte) delegiert werden.

Indikationen in der Wundversorgung sind:
- freiliegende Knochen und Sehnen
- Weichteil- und Knocheninfektionen
- chronische Hautgeschwüre
- diabetischer Fuß
- Dekubitus
- Ulcus cruris

Wichtig ist, dass sich die Wunde in der Exsudationsphase (Reinigungsphase) befindet.[25]

Man unterscheidet zwischen freilaufenden Madenlarven und Maden, die in Netzen, sogenannten BioBags®, vorhanden sind. Ich empfehle die Verwendung der BioBag®. Die Anwendung ist viel leichter. Die Patienten haben ein Sicherheitsgefühl, dass die Larven nicht weglaufen können. Man muss nicht jede einzelne Madenlarve beim Verbandswechsel zählen oder gar einen ausbruchsicheren Verband anlegen. Die Madensäckchen werden nach 3–4 Tagen erneuert, dennoch ist eine tägliche Kontrolle der Wunde und der Larventätigkeit nötig. Die BioBag® gibt es in vier unterschiedlichen Größen.

Nebenwirkungen

Sehr häufig: leichtes Kribbeln, Jucken, Schmerzen am Applikationsort[25]

Häufig: geringfügige Blutungen am Applikationsort. In einigen Fällen wurde über vorübergehende Hautreaktionen und vorübergehendes, leichtes Fieber sowie unangenehmen Geruch in der Wunde berichtet.

Es gibt aber auch Kontraindikationen für die Madentherapie:
- Wunden in der Nähe von Augen, oberen Atemwegen, oberem Verdauungstrakt, Bauchhöhlen
- Wunden mit freiliegenden Blutgefäßen
- Wunden mit verminderter Durchblutung
- maligne Wunden
- Allergie auf Fliegenlarven, Sojaprodukte, Bierhefe
- Wunden mit Pseudomonas species Bakterien[25]

---

25 Kaehler Schweizer & Westendorff, *Hirudotherapie.*

Larventherapie Anwendungsanleitung

Benötigtes Material

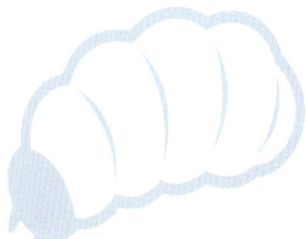

- BioBag® entsprechend der Wundgröße auswählen
- sterile Kochsalzlösung zur Wundreinigung
- sterile anatomische Pinzette
- sterile Kompressen
- alkoholfreier Hautschutzfilm
- absorbierende Wundauflage (Saugkompresse oder Superabsorber)
- Verbandsfixierung als Sekundärverband (Fixomull® oder Mullbinden)

Durchführung:

Alte Wundauflagen entfernen. Wunde mit steriler Kochsalzlösung spülen und lösliche Fibrinbeläge mit einer sterilen Kompresse entfernen. Auf die Wundumgebung den Hautschutzfilm dünn auftragen. Mit der sterilen Pinzette den BioBag® aus dem Transportgefäß herausholen und mittig auf die Wunde auflegen und dabei darauf achten, dass die Madenlarven nicht zerdrückt werden.

Auf den BioBag® wird eine mit Kochsalzlösung angefeuchtete Kompresse gelegt. Die absorbierende Wundauflage wird auf die angefeuchtete Kompresse positioniert und mit z. B. Fixomull® oder Mullbinden fixiert. Die Madenlarven sollten durch den Verband nicht zerdrückt werden. Zudem benötigen die Madenlarven jeden Tag frische Luft und Feuchtigkeit, aber keine Staunässe, da sie sonst ertrinken würden. Hier ist eine tägliche Kontrolle der Madenlarven nötig, sowie die Erneuerung der feuchten Kompresse und der absorbierenden Wundauflage. Der BioBag® kann täglich in der Wunde umpositioniert werden, um mehrere Bereiche der Wunde zu débridieren. Wenn der BioBag® nach 3–4 Tagen mit prall gefüllten Madenlarven voll ist, wird er im normalen Praxis- oder Klinikabfall entsorgt.

Abb. 16 : Anwendungsleitfaden BioBag® → Mit freundlicher Genehmigung der BioMonde

Akupunktur

In der Traditionellen Chinesischen Medizin, kurz TCM, werden Krankheiten den Elementen (Erde, Feuer, Wasser, Metall, Holz) zugeordnet. Die Grundsubstanzen in der TCM sind Qi, Blut, Essenz, Geist und die Körperflüssigkeiten. Zudem werden Diagnosen nach den Ba Gang, den acht Leitkriterien ermittelt wie Außen-Innen, Fülle-Leere, Hitze-Kälte und Yang-Yin. Die Krankheitsursachen werden in äußere pathogene und innere pathogene Faktoren aufgeteilt. Ziel ist das genaue Disharmonie-Muster zu bestimmen und entsprechend der Störung mittels Akupunktur wieder auszugleichen.

In der folgenden Tabelle möchte ich die wichtigsten Krankheiten in Bezug auf die Wunden, aus Sicht der TCM, an einigen Beispielen erläutern:

Blasse, zynotische Haut	Yang Mangel Feuer
Herzinsuffizienz	Yang Mangel Feuer
Polyneuropathie	Yin und Yang Mangel Erde
Lymphangitis	Yang Überschuss Erde
Ödemneigung	Yin Mangel oder Überschuss mit Yang Mangel Erde
Bindegewebsschwäche	Yin und Yang Mangel Erde
Dumpfer, anhaltender Schmerz	Yin und Yang Mangel Erde
Diabetes mellitus	Yin und Yang Mangel Erde oder Yin und Yang Mangel Wasser
Adipositas	Yin Überschuss und Yang Mangel Erde
Feuchte Ekzeme	Yin und Yang Überschuss Metall
Trockene Ekzeme	Yin Mangel und Yang Überschuss Metall
Juckende Haut	Yang Überschuss Metall
Trockene Haut	Yin und Yang Mangel Metall
Inkontinenz	Yang Mangel Wasser
Niereninsuffizienz	Yang Mangel Wasser

Tab. 2 : Krankheiten aus Sicht der TCM[26]

---

26   Hans-Ulrich Hecker, Angelika Steveling, Elmar T. Peuker, *Praxis-Lehrbuch-Akupunktur*. S.208. (Stuttgart: Hippokrates Verlag, 2010). Thomas Schnura, *Diagnose und Punktewahl nach TCM (4. Auflage)*. (Urban und Fischer Verlag, 2009)

In der Akupunktur haben sich folgende Indikationen in der Wundversorgung herausgestellt:

- Förderung der Wundheilung bei Wundheilungsstörungen
- Entzündungen
- Schmerzen postoperativ, chronisch, Phantomschmerzen
- Polyneuropathie
- Empfindungsstörungen
- Infektanfälligkeit
- Durchblutungsstörungen
- Ekzeme, Ulcera

Wirkrichtungen der Akupunktur:

- Linderung von Schmerzen
- Regulation des Muskeltonus
- Regulation psychovegetativer Störungen
- Abschwellung
- durchblutungsfördernd

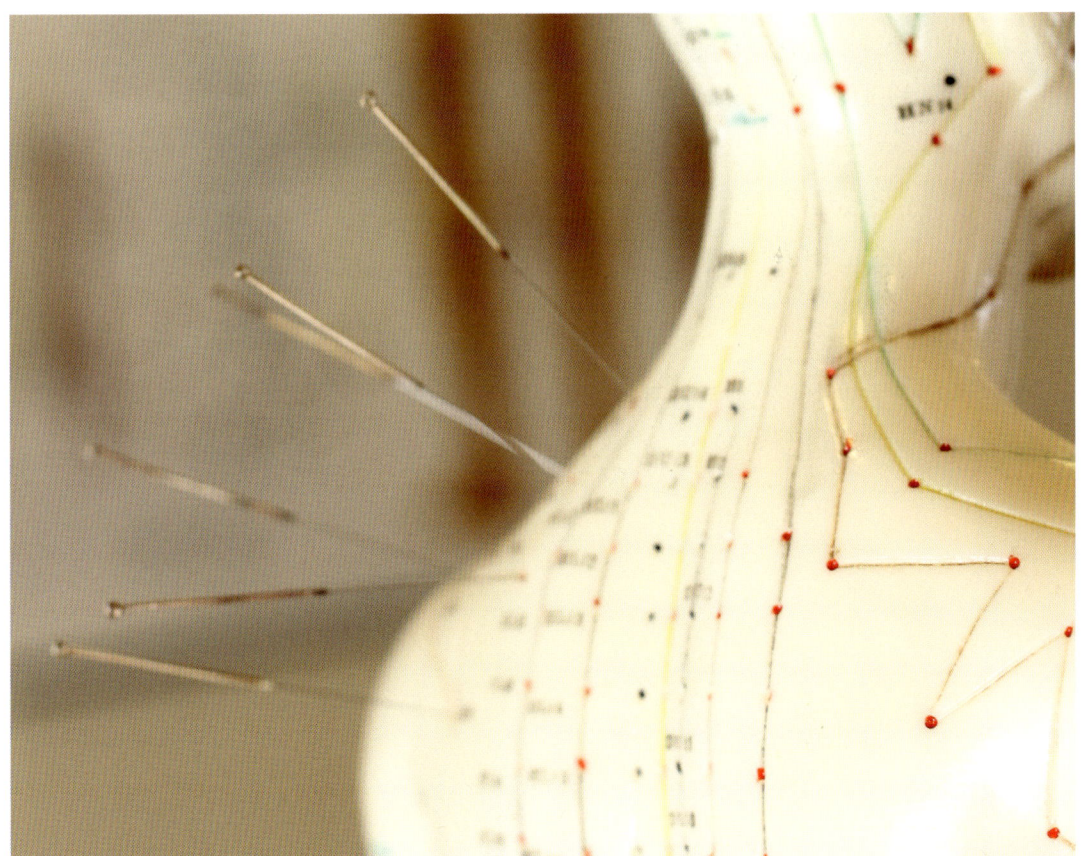

Diese Punkte haben sich in der Wundversorgung bewährt:

Erkrankung	Mögliche Akupunkturpunkte
chronisch venöse Insuffizienz	B27, B40, B59, B61, B67, 3E10, M33, MP7, MP9, N7
Ulcus cruris arteriosum	B40, b57, B61, Di11, 3E10, M35, MP5, MP6, MP11
Ulcus cruris venosum	B3, B20, B40, B59, M33, M36, M40, MP2, MP7, MP10, MP9
diabetisches neuropathisches Druckulcus	B57, G35, M35, MP5, N2, N3
pAVK	3E3, G35, M40, MP2, MP7, N3, N6, N8, B57, B58, Ex19, M33, M34, MP1
Lymphödem	B39, B56,3E2, G21, G22, G40, KS1, KS7, M18, B40, B60, B67, G40, M35, M33, M41, MP7, MP9, MP11
periphere Polyneuropathie	
untere Extremitäten	B31, B38, B57, B58, B59, B61, B64, G32, G34, M31, M34, N8
obere Extremitäten	Di4, Di8, Di10, Di14, Dü4, Dü5, 3E5, 3E14, 3E15
Ekzem	Di4, Mi6, Mi10, Di11, Ma36, LG20, He7
periphere Durchblutungsstörungen	Lu9, Di4, Ma36, Bl15, LG20, Ex-AH9, Ex-BF10

Tab. 3 : Akupunkturpunkte in der Wundversorgung[27]

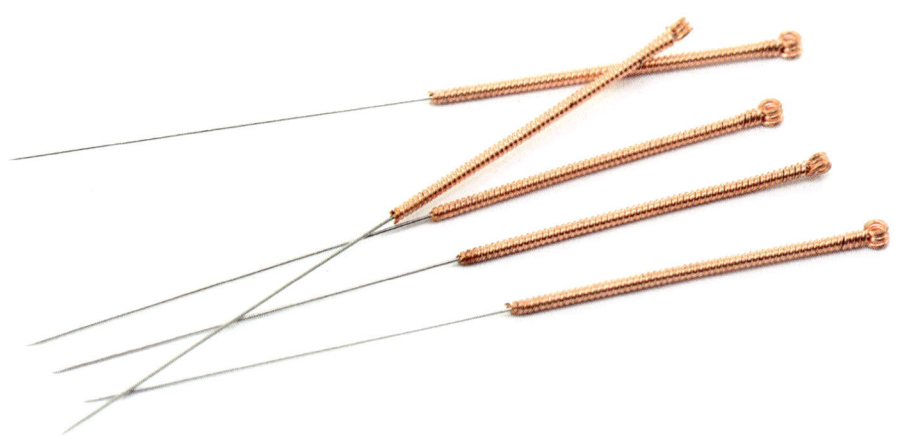

27   Hecker, Steveling, Peuker, *Praxis-Lehrbuch Akupunklur.*
      Wolfgang Bringmann, *Low Level Lasertherapie – Grundlagen und Praxis moderner Photomedizin.* (Füchtenbusch Verlag, 2000).

Chronische Wunden und Verbrennungen führen häufig zu Wundschmerz. In der TCM werden Schmerzen anders beurteilt als in der Medizin. Schmerzen können verschiedene Ursachen haben, je nach Art der Schmerzen und deren Verschlechterung können folgende Schmerzmuster in der TCM differenziert werden:

Schmerzmuster	Schmerzcharakterpunkte	Mögliche Akupunkturpunkte
Wind-Muster	• wechselnd, wandernd, ziehend, einschießend, plötzlich auftretend, pulsierend • Wind verschlechtert	• Le2, Le3, Gb20, Gb34, LG14, 3E5, 3E15, Di4, Bl12 • Schröpfen der Punkte möglich
Kälte-Muster	• lokal fixiert, tief gelegen, Kontraktionsgefühl, bohrend, mit der Zeit zunehmend • Kälte verschlechtert	• Bl23, Ni3 • Moxibustion der Punkte möglich
Feuchtigkeits-Muster	• lokal fixiert, schlecht lokalisierbar, schwer, dumpf, taub, gleichbleibend, lästig, langsam zunehmend • Feuchtigkeit verschlechtert	• Mi9 • Moxibustion möglich
Hitze-Muster	• oberflächlich, brennend, heiß, gerötet, plötzlich auftretend • Hitze verschlechtert	• Di4, Di11, LG14, Ma44 • keine Moxibustion!
Qi-Stagnation	• wechselnd, wandernd, Spannungsgefühl	
Blut-Stase	• lokal fixiert, stechend	

Tab. 4: Schmerzursachen laut TCM[28]

Die Wirksamkeit der Akupunktur in der Schmerztherapie, sowohl bei akuten, als auch chronischen Schmerzen, ist durch zahlreiche Studien belegt. Die Akupunktur kann sich durch folgende Eigenschaften / Wirkungen in der Schmerztherapie behaupten:

• lokale Mechanismen → Axonreflexe nach Nadelung (Rötungen die nach Nadelung lokal zu sehen sind)
• myofasziale Triggerpunkte → häufig Akupunkturpunkte sprechen gut auf Dry Needling an, häufig sind es auch Ah-Shi-Punkte → vermehrte Ausschüttung von Acetylcholin → Kontraktion der motorischen Endplatte → Ischämie mit Freisetzung von weiteren Neurotransmitter → Sensibilisierung der peripheren Nervenenden[28]
• segmentale Hemmung → Schmerzreiz konkurriert mit Akupunkturreiz → Gate-Control-Theorie

---

28 Hecker, Steveling, Peuker, *Praxis-Lehrbuch Akupunklur.*

- heterosegmentale Hemmung → Stalked Cells → Überschreibung eines weit entfernten Schmerzes
- erhöht Beta-Endorphine im Liquor → Hemmung von C-Faser-vermittelten Schmerzreizen über inhibierende opioiderge Zellen, die durch A-Delta-Fasern aktiviert werden[29]

Nebenwirkungen
- vegetative Reaktionen wie Schwindel oder Benommenheit
- Erstverschlimmerung
- Infektionen an der Einstichstelle bei unsachgemäßer Anwendung
- Verletzung von Organen, Nerven und Blutgefäßen bei falscher Anwendung

Kontraindikationen
- Gerinnungsstörungen
- schwere psychiatrische Erkrankungen
- Schwangerschaft (bestimmte Punkte, die einen Abort fördern würden)
- Hautulzeration → nicht direkt in die Wunde stechen

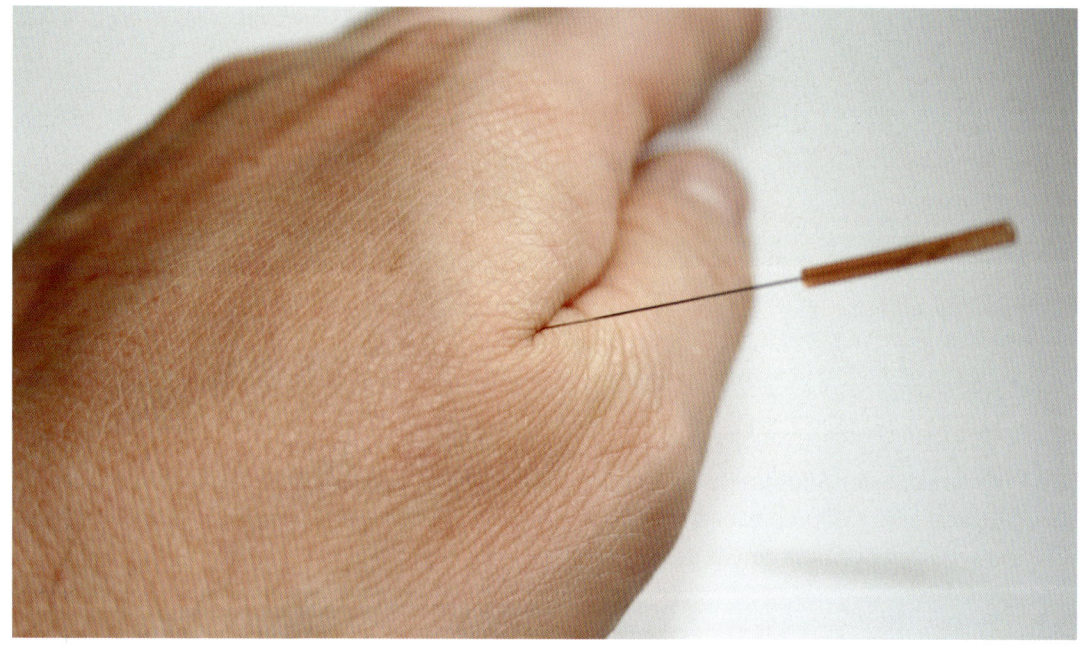

Abb. 17: Akupunkturpunkt Dickdarm 4

---

29 Hecker, Steveling, Peuker, *Praxis-Lehrbuch Akupunklur*.

Phytotherapie

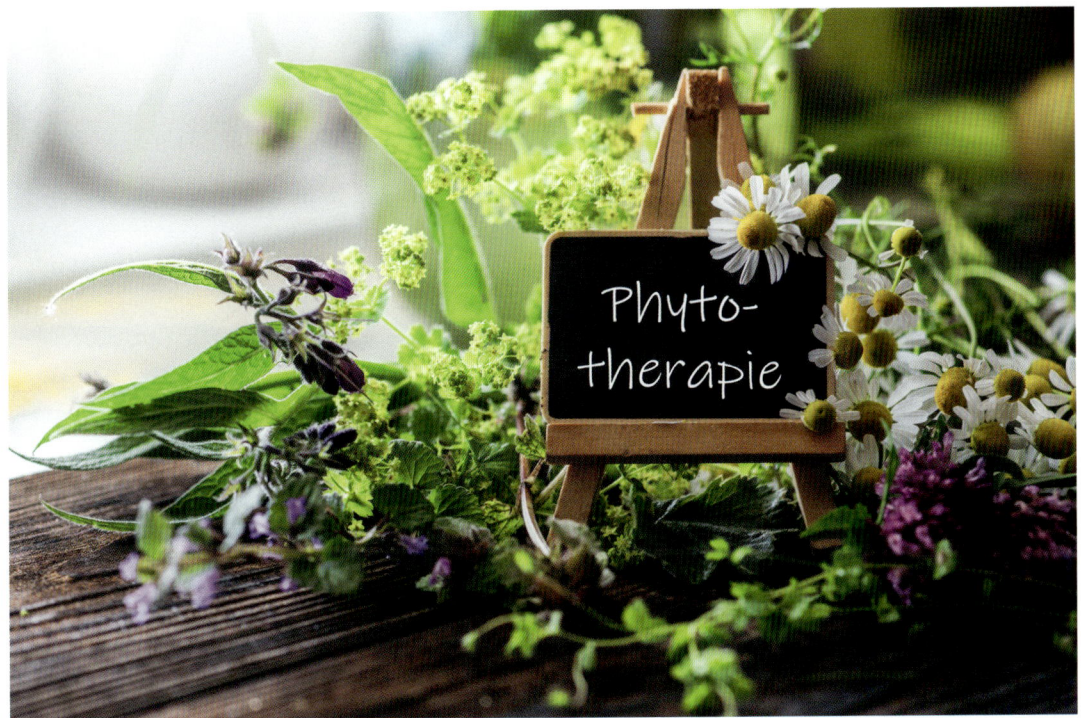

Es gibt sehr viele Heilpflanzen, die die Wundheilung positiv beeinflussen können. Dabei stehen uns Tees, Tropfen, Pulver und Kapseleinnahmen zur Verfügung. Des weiteren gibt es Cremes und Salben.

In der Schweizerischen Zeitschrift für Ganzheitsmedizin werden die Heilpflanzen Kamille, Ringelblume und die Virginische Zaubernuss als wichtigste Heilpflanzen in der Versorgung von Verletzungen der Haut beschrieben. Darüber hinaus stellt sie auch wichtige Heilpflanzen bei der Wundheilung vor.[30] Auf diese werde ich jetzt etwas genauer eingehen.

Die Phytotherapie sollte vom Arzt oder Heilpraktiker angewendet und verordnet werden.

---

30   Schweiz Z Ganzheitsmed. „Mit Pflanzen Wunden versorgen". 06/2011: 23.134-136 doi:10.1159/000328121.

Heilpflanze	Wirkung in der Wundheilung/Anwendungen
Kamille	• antiinfektiös • fördert die Granulation • Verbrennungen 1 Grades • juckreizlindernd • entzündungshemmend • antibakteriell (Streptokokken und Staphylokokken) • chronische Wunden, Ulcus cruris, Dekubitus[31] • antioxidativ • Ekzeme • **Cave**: Kein Kamillentee bei Augenentzündungen
Ringelblume	• antiinfektiös • fördert die Granulation[32] • entzündungshemmend • antibakteriell • Ulcus cruris, Dekubitus, eiternde Wunden, Windeldermatitis, Ekzeme, Haut nach Strahlentherapie • wundheilungsfördernd
Johanniskraut	• antiinfektiös • fördert die Granulation • bei trockener und spröder Haut • zur Narbenpflege[33] • durchblutungs- und wundheilungssfördernd • Neuralgieschmerzen • **Cave**: Nicht verwenden bei Einnahme von Antidepressiva, kann bei Kontakt mit Sonnenlicht zu Lichtempfindlichkeit und vermehrten Sonnenbrand führen
Aloe Vera	• antioxidative Wirkung • stimuliert Makrophagen und Fibroblasten • Kollagensynthese wird vermehrt[32] • Verbrennungen, Verbrühungen, Prellungen, Quetschungen, Verstauchungen, Hämatome, Fraktur
Beinwell	• Knochenbrüche • lindert Schmerzen und Schwellungen • entzündungshemmend (Rosmarinsäure) • regt Kallusbildung an[34], Prellungen, Quetschungen, Verstauchungen, Hämatome, Fraktur

31 Susanne Fischer-Rizze, *Das große Buch der Pflanzenwässer – Pflegen, heilen, gesund bleiben mit Hydrolaten.* (Aarau: AT Verlag, 2014).
32 Matthias Augustin, Yvonne Hoch, *Phytotherapie bei Hauterkrankungen* (München: Elsevier Verlag, 2004).
33 Ursel Bühring, *Lehrbuch Heilpflanzenkunde – Grundlagen – Anwendung – Therapie.* (Stuttgart: Haug Verlag, 2007).
34 Anja Wösch, Projektarbeit: Die Rolle der Natur in der Wundbehandlung. (2010).

Heilpflanze	Wirkung in der Wundheilung/Anwendungen
Arnika	• entzündungshemmend • schmerzstillend • durchblutungsfördernd • „natürliches Kortison" • abschwellend • wundheilungsfördernd • Erysipel, Verbrennungen, Verbrühungen, Prellungen, Quetschungen, Verstauchungen, Hämatome, Fraktur, Thrombose, Varikosis
Zwiebel[35]	• Narbenbildung • antientzündlich • juckreizhemmend • antimikrobiell • antiallergisch
Roter Sonnenhut	• oberflächliche Wunden
Lavendel[35]	• Verbrennungen • schmerzlindernd • begünstigt narbenfreie Wundheilung • antimikrobiell • leicht sedierend
Virginische Zaubernuss	• entzündungshemmend
Honig	• entzieht Bakterien durch Osmose das Wasser und verhindert so eine Vermehrung • wirksam bei MRSA, ESBL und Pseudomonas aeruginosa[36] • wirkt geruchsmindernd, verstärkt das autolytische Débridement
Blutwurz	• blutstillend • entzündungshemmend • schmerzlindernd • antiseptisch → blutende, schlecht heilende und exsudatreiche Wunden
Salbei[31]	• blutstillend • entzündungshemmend • antibakteriell • fungistatisch • virustatisch • adstringierend

Tab. 5 : Heilpflanzen und ihre Wirkung sowie Anwendung in der Wundversorgung

35 Siegfried Bäumler, *Heilpflanzenpraxis Heute, Band 1 – Arzneipflanzenporträts.* (München: Elsevier Verlag, 2012). *Heilpflanzenpraxis Heute, Band 2 – Rezepturen und Anwendung.* (München: Elsevier Verlag, 2013).
36 Produktinformationen des antibakteriellen und medizinischen Honigs von Medihoney, zuletzt aktualisiert am 20.04.2023. http://cdn.shop-apotheke.com/PDF/do1/807/727/D01807727-bp.pdf.

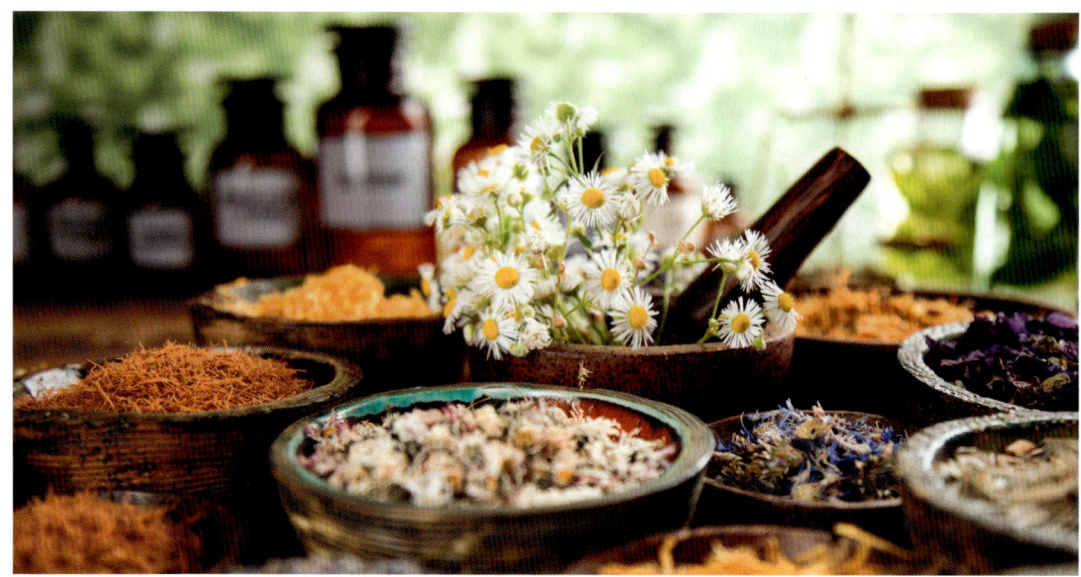

Desweiteren haben sich folgende Heilpflanzen entsprechend der Grunderkrankung bewährt:

- Diabetes mellitus → Indische Büschelbohne, Rosmarin, Soja
- Harninkontinenz → Echte Goldrute, Hopfen, Johanniskraut
- Abszesse → Eiche, Kapland Pelargonie, europäische Lärche, Purpur Sonnenhut, Teebaum
- Erysipel → Arnika, Zaubernuss
- Verbrennungen / Verbrühungen → Arnika, Aloe Vera
- Prellungen, Quetschungen, Verstauchungen, Hämatome, Frakturen → Arnika, Beinwell, Johanniskraut, Weinraute (Ruta graveolens)
- Ulcus cruris, Dekubitus → Aloe Vera, Eiche, Kamille, Ringelblume
- Mykosen → Birke, Knoblauch, Teebaum, Thymian
- Ekzeme → Ballonrebe, Birke, Eiche, Johanniskraut, Kamille, Nachtkerze, Schwarztee, Nachtschatten Bittersüß
- pAVK / KHK → Ginkgo, Knoblauch, Weißdorn, Zahnstocherammei
- Thrombose / Varikosis → Arnika, Buchweizen, Mäusedorn, Rosskastanie, französische Seekiefer
- Polyneuropathie / Neuralgie → Cayennepfeffer, blauer Eisenhut

In der nächsten Tabelle werde ich auf die wichtigsten Eigenschaften der jeweiligen Heilpflanzen genauer eingehen.

Heilpflanze	Eigenschaften
Indische Büschelbohne oder Guarbohne	• verzögert Magenentleerung und Glukoseaufnahme und führt damit zu einen verzögerten Insulinanstieg • HbA1c verbessert sich • Abnahme des LDL-Cholesterin
Rosmarin[37]	• antioxidativ • aktivieren PPAR-γ-Rezeptor → Glucose wird besser in Muskelzellen aufgenommen
Soja	• HbA1c verbessert sich • Gesamt- und LDL-Cholesterin bessern sich • Albuminausscheidung über den Urin wird reduziert
Echte Goldrute	• leicht diuretisch • entkrampfend • antientzündlich • antimikrobiell
Hopfen	• beruhigend
Eiche	• zusammenziehend • antientzündlich
Kapland Pelargonie	• antimikrobiell • immunstimulierend
Lärche	• antiseptisch • hyperämisierend
Purpur Sonnenhut	• antiviral • wundheilungsfördernd • stimuliert das unspezifische Immunsystem
Teebaum	• antientzündliche Wirkung auf die Haut • antimykotisch
Birke	• diuretisch • antientzündlich • antimikrobiell • Hautpflegemittel
Knoblauch	• antimikrobiell • antioxidativ • Schwermetallentgiftung • leichte Hemmung der Thrombozytenaggregation • antisklerotisch
Thymian	• spasmolytisch • antimikrobiell • antimykotisch • antientzündlich

▶

---

37   Bäumler, *Heilpflanzenpraxis Heute.*

Heilpflanze	Eigenschaften
Ballonrebe	• mildert Juckreiz • hemmt den Kalziumeinstrom in die Zelle • greift in den Arachidonsäuremetabolismus ein
Nachtkerze	• entzündungshemmend • mildert Juckreiz, Rötung und Schwellung
Schwarztee	• adstringierende Wirkung
Nachtschatten Bittersüß	• entzündungshemmend • kortisonähnliche Wirkung • anticholinergen
Ginkgo	• zerebrale Mikrodurchblutung wird gesteigert • antioxidativ • abschwellend • membranstabilisierend • verbessert Endhotelfunktion • neuroprotektiv • hemmen Thrombozytenaggregation • verbessern die schmerzfreie Gehstrecke bei pAVK
Weißdorn	• koronarerweiternd • antiarrhythmisch • stärken das Herz, KHK • durchblutungsfördernd in den peripheren Gefäßen
Zahnstocherammei	• spasmolytisch • wirken erweiternd auf die Koronararterien • KHK
Buchweizen	• Mikrozirkulation wird durch Rutin verbessert • kapillarabdichtend → antiödimatös
Mäusedorn	• antientzündlich • abschwellend • venentonisierend
Rosskastanie	• membranstabilisierend → antiödimatös • abschwellend • antientzündlich
Französische Seekiefer	• antioxidativ • analgetisch • antientzündlich • Senkung der Cholesterinwerte
Cayennepfeffer	• Hyperämie der Haut bei äußerlicher Anwendung • analgetisch
Blauer Eisenhut	• äußerlich angewendet → hyperämisierend und analgetisch • polyneuropathische Schmerzen

Tab. 6: Heilpflanzen und ihre wichtigsten Eigenschaften

REGENA-Therapie

In der Wundversorgung haben sich folgende REGENA-Therapie Empfehlungen in der Praxis bewährt:

- Wunden (Verletzungen) → 26d, 32a, 89a und b, Haut-Fluid W
- Dekubitus → 32a, 89a und b, 100/1, 506a und b und c, Haut-Fluid W
- Erysipel → 26d, 98b
- Zellregeneration → 1a, 21d und e, 26b, 39a und b, 49b, 51b, 86c, 89a und b, 100/1/3, 203
- wasserausschwemmend, urintreibend → 17, 50a, 144b
- Vitaminmangel allgemein → 1a, 23e, 56a und b
- Verbrennungen → 26b, 89a und b, 100/3, 161 a und b und c, Haut-Fluid W
- Narben → 26b, 89a und b, 100/3, 161 a und b und c, Haut-Fluid W
- Ulcus cruris → 21d und e, 31d, 32a, 33/5, 55, 100/1, 105
- Schwermetallbelastungen → 118b und c
- Schmerzen → 21d und e, 89a, 100/1, 203, 84b, Haut-Fluid W
- Neuralgie → 29, 98c, 100/1, 108bN, 115c, 130a, 203
- Krampfadern → 31a und b und c, 506a
- Kapillardurchblutung → 19,51c, 506fN
- Entzündungen → 6, 41a, 48a, 95a, 510a
- Diabetes mellitus → 33/1/5, 33za, 33zb, 33zc, 33zd[38]

Die REGENA-Therapie sollte von einem Arzt oder Heilpraktiker angeordnet werden.

---

38   Götz Blome. *Das grpße Regenaplex-Buch (3. Auflage).* (Floro Verlag, 2021).

Honig

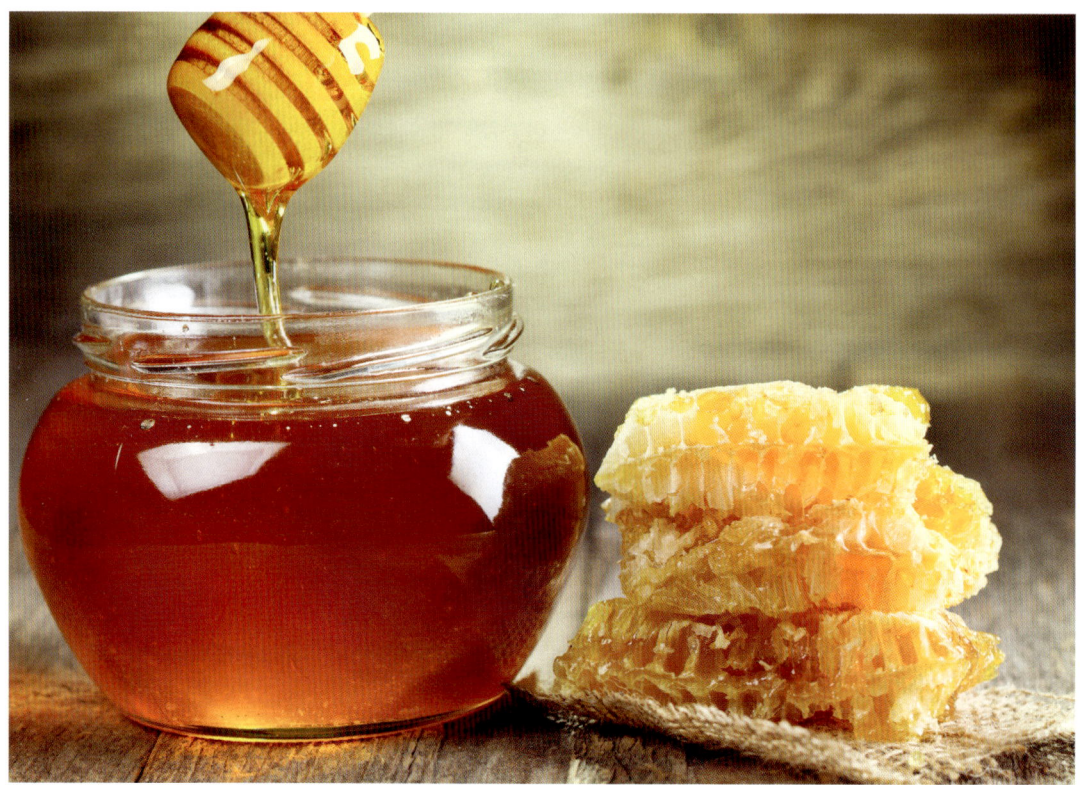

Schon Hippokrates hat den Honig wertgeschätzt. Es gibt 300 Rezeptüberlieferungen aus seiner Zeit. Häufig wurde der Honig mit pflanzlichen, tierischen oder mineralischen Stoffen vermengt.

Medizinischen Honig ist als Salbe, Gel, Alginat, Kompresse oder Wundauflage zu kaufen.

Wirkung von medizinischen Honig (Manuka Honig) in der Wundversorgung
- entzündungshemmend
- antioxidativ
- entzieht Keimen das Wasser durch hohen Zuckergehalt und seiner Osmolarität, dadurch können diese sich nicht mehr vermehren
- wundreinigende und geruchsmindernde Wirkung (Glyconsäure und Wasserstoffperoxid)
- antibakterielle Wirkung (Methylglyoxal kurz MGO) auch bei methicillin-resistenter Staphylococcus aureus (MRSA)[39]

Anwendungsmöglichkeiten
- trockene bis stark exsudierende Wunden
- tiefe Wunden mit Taschen oder Fistelgängen

---

39 Produktinformationen des antibakteriellen und medizinischen Honigs von Medihoney.

- infizierte Wunden
- chirurgische Wunden
- übelriechende Wunden

Kontraindikation
- Allergie gegen Honig

Arzt, Heilpraktiker, Pflege darf Honigauflagen in der Wundversorgung anwenden.

Darmsanierung

Unser Darm ist ein Multitalent, der mehr Aufgaben hat, als nur unsere Verdauung zu organisieren. Unser Darm spielt eine entscheidende Rolle in unserem Immunsystem, ohne ihn geht gar nichts.

- 80 % des Immunsystems befinden sich im Darm
- ca. 30 % der Bevölkerung leiden unter Verstopfung
- viele Menschen gehen nur 1–2-mal pro Woche „richtig" auf Toilette
- ca. 9 Millionen Menschen nehmen regelmäßig Abführmittel
- ca. 60000 Personen erkranken jährlich an Darmkrebs
- viele leiden unter dem Reizdarmsyndrom

Der Darm ist eine der zentralsten Schaltstellen im Körper und mit allem verbunden:

- Darm-Hirn-Achse (Leaky Gut → Leaky Brain)
- Darm-Haut-Achse
- Darm-Immun-Achse
- Darm-Leber-Achse

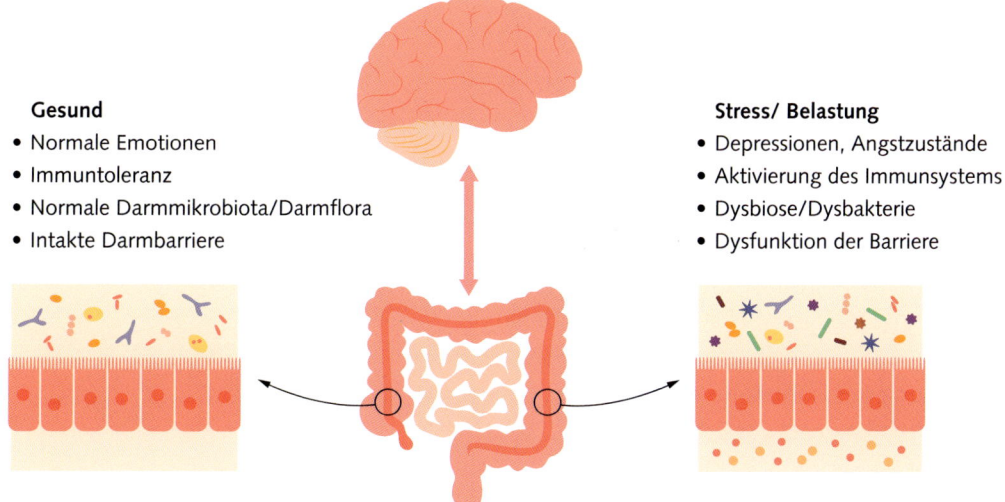

Gesund
- Normale Emotionen
- Immuntoleranz
- Normale Darmmikrobiota/Darmflora
- Intakte Darmbarriere

Stress/ Belastung
- Depressionen, Angstzustände
- Aktivierung des Immunsystems
- Dysbiose/Dysbakterie
- Dysfunktion der Barriere

Abb. 18: Die Darm-Hirn-Achse

Wenn der Darm nicht richtig funktioniert, entstehen viele Baustellen im Körper, die sich zu Krankheiten entwickeln können. Darmbakterien beeinflussen die Entstehung von neurologischen Erkrankungen wie Multipler Sklerose, Parkinson oder Depressionen (Tryptophan Resorption niedrig → Serotoninmangel). Die Auswirkungen der Darmbakterien auf das Schleimhaut-Immunsystem ist schon seit Jahrzehnteile bekannt. Hier entstehen vor allem Allergien, Blasenentzündungen, Ateminfekte bis hin zu Magen-Darm-Infekten. Leber und Darm haben seit neustem Erkenntnissen eine innige Verbindung, hierbei spielt die Verdauung eine wichtige Rolle, aber auch der Leberstoffwechsel wird von Darmbakterien beeinflusst. Hormonproduktionsstörungen, Cholesterinstoffwechselstörungen, Prädiabetes und Fettleber können entstehen. Der Einfluss der Ernährung auf die mikrobiologische Therapie der Haut ist schon lange bekannt, vor allem bei Neurodermitis, Akne, Atopie, Asthma und Urtikaria.

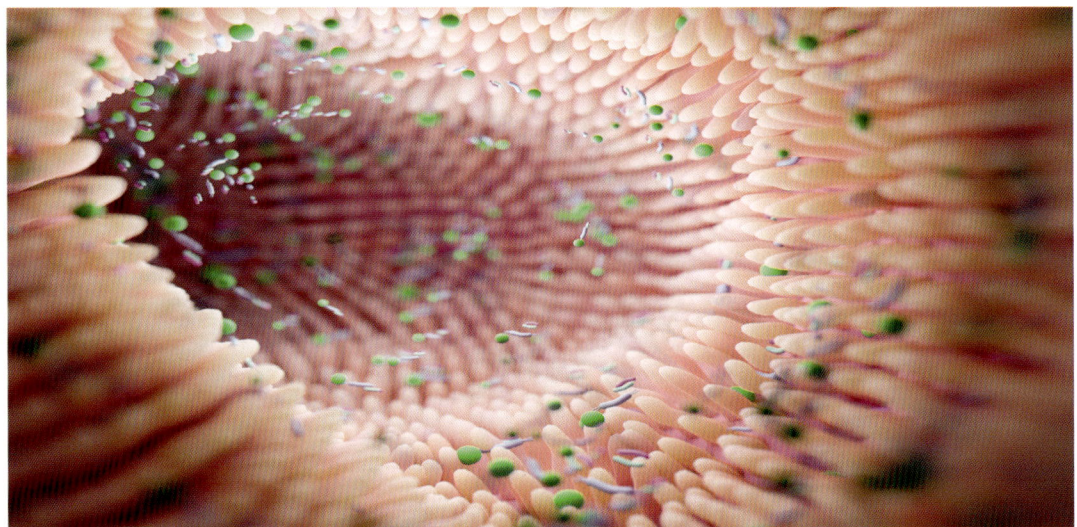

Abb. 19: Ansicht: Darm von Innen mit seinen Darmzotten

Aufgaben der Darm-Mikrobiota

1. Barrierefunktion
- mikrobielle Barriere[40]
- Tight Junctions

2. Stoffwechselfunktion
- Abbau unverdaulicher Nahrungsbestandteile
- Vitaminproduktion (Vitamin K, B12, Folsäure)
- Verdauung der Nährstoffe
- Produktion kurzkettiger Fettsäuren
- Toxinabbau

---

40 Gero Beckmann & Andreas Rüffler, *Mikroökologie des Darms – Grundlagen, Diagnostik, Therapie*. (Bad Bocklet: Labor LS, 2019).

3. Immunfunktion

- sIgA-Produktion

4. Darm-Hirn-Achse

- Verbindung von ENS zu ZNS
- Hormonsynthese (Serotonin)

Was schädigt die Darm-Mikrobiota?

- Antibiotika, Medikamente wie ASS, Ibuprofen, Cortison, Blutdrucksenker, Psychopharmaka, Abführmittel
- Chlor und andere bakterizide Stoffe aus Trinkwasser oder Nahrung (Blei, Quecksilber, Cadmium)
- Stress
- Alkohol
- Rauchen
- Chemotherapie und Bestrahlung
- Fehlernährung (zu viel Eiweiß, ballaststoffarme Kost, Konservierungsmittel, hastiges Essen, wenig kauen)

Folgen der Darmflorastörung

- Durchfall, Verstopfung, Blähungen
- erhöhte Alkoholbildung (Zucker aus der Nahrung bilden Alkohole → Gärung, Blähungen, Leberbelastung)
- vermehrte Eiweißzufuhr (aus Fleisch, Fisch, Eiern → bilden Fäulnisprodukte wie Indikan, Ammoniak, Cadaverin, Skatol → Stuhl-pH-Veränderung), Skatol → Migräne, Kopfschmerzen, Pseudoallergien
- erhöhte Durchlässigkeit der Darmschleimhaut → Leaky-Gut-Syndrom → Entzündungen nehmen zu, Allergierisiko steigt
- geschwächtes Immunsystem, Infektanfälligkeit
- Darmpilze vermehren sich durch Störung der Mikroflora → Heißhunger auf Süßes

In der Wundversorgung kann man sich die Darmsanierung zu Nutze machen, um die ursächlichen Probleme zu behandeln.[41]

Indikationen

- Erkrankungen des Magen-Darm-Trakts (Morbus Crohn, Colitis ulcerosa)
- Immunschwäche
- wiederkehrende Infekte
- Allergien

---

41   vgl. Beckmann & Rüffler. *Mikroökologie des Darms*, S.81 – 233.

- Hautprobleme wie Neurodermitis
- Rheuma
- Einnahme von Medikamenten, wie Antibiotika
- Mineralstoff- und Vitaminmangel
- Diabetes
- Adipositas
- Silent Inflammation (stille Entzündungen bedingt durch einen löchrigen Darm = Leaky Gut)
- Dysbiose
- Nahrungsmittelunverträglichkeiten
- Autoimmunerkrankungen[42]

Nebenwirkungen einer Darmsanierung können sein

- Übelkeit
- Erbrechen
- Blähbauch
- Durchfall
- Bauchschmerzen oder -krämpfe
- Benommenheit oder Kreislaufprobleme

Die Stuhldiagnostik ist die Voraussetzung für eine erfolgreiche Darmsanierung.

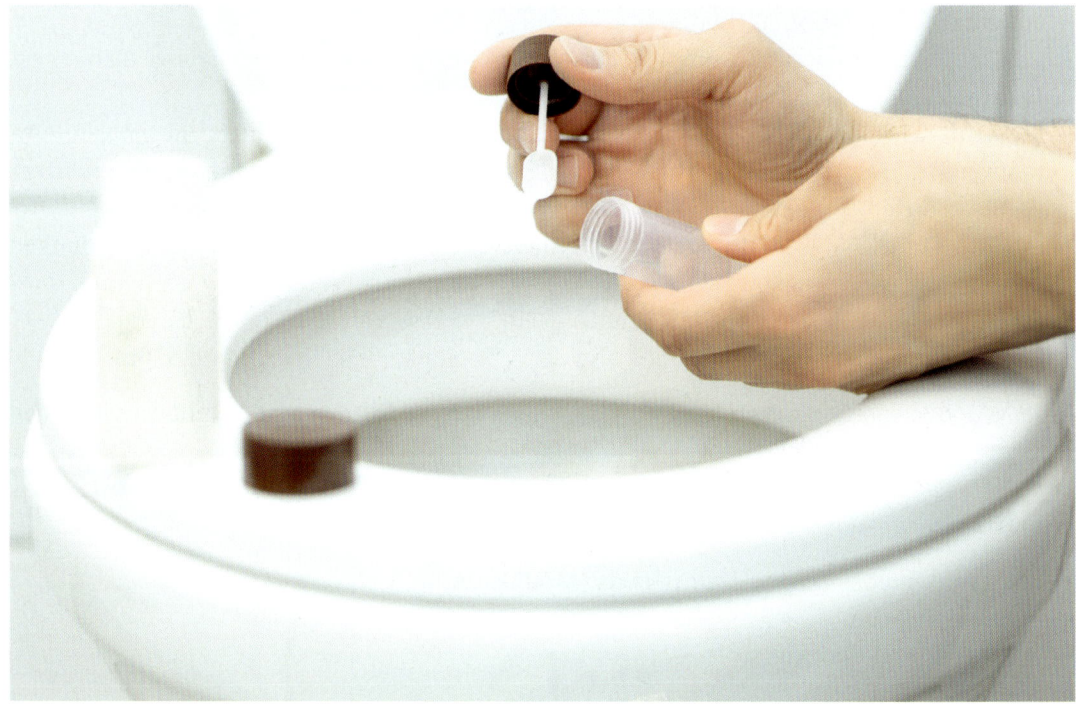

---

42   vgl. Beckmann & Rüffler. *Mikroökologie des Darms*, S.262 – 264.

Stuhluntersuchung

Stuhlparameter	Hinweis auf
• Verdauungsrückstände • Pankreas Elastase I • Gallensäure	• Verdauungsleistung
• Sekretorisches IgA • Eosinophiles Protein X • Beta Defensin 2	• Schleimhaut-Immunsystem
• Calprotectin • Lysozym • Lactoferrin • PMN-Elastase	• Entzündungsmediator • Silent Inflammation
• Zonulin • Alpha 1-Antitrypsin	• Leaky Gut
• Bakteriologische und mykologische Untersuchung	• Bakterienflora • Dysbiose • Pilzerkrankung

Tab. 7 : Stuhldiagnostik

Je nach Befund muss die Therapie[43] individuell erarbeitet werden. Dabei spielen Probiotika und Präbiotika ebenso eine Rolle, wie auch entzündungshemmende Mittel (Weihrauch, Kurkuma), darmschleimhautunterstützende Maßnahmen, Entgiftung von Leber und Darm, Schwermetallbindung und -ausscheidung.

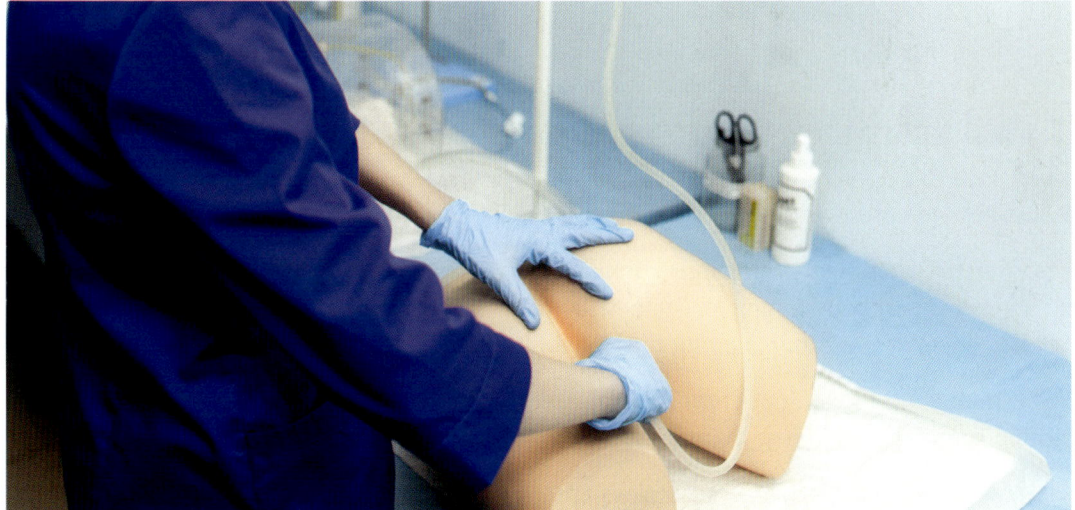

Abb. 20: Durchführung eines Darmeinlaufs am Model

---

43   Enterosan Laborzettel, Biodiagnostik Laborzettel. Beckmann & Rüffler, *Mikroökologie des Darms.*

Der Darmeinlauf

- Reinigung und Befreiung von Restablagerungen
- Verbesserung der Darmfunktion
- bei Verstopfung und Völlegefühl
- bei beginnender Erkältung
- bei Kopfschmerzen und Migräne
- bei Rückenschmerzen
- bei Hautproblemen
- 1–2 mal im Monat

Arzt, Heilpraktiker Darmsanierung und Diagnostik, Pflegefachkraft kann den Darmeinlauf durchführen.

Nährstoffversorgung

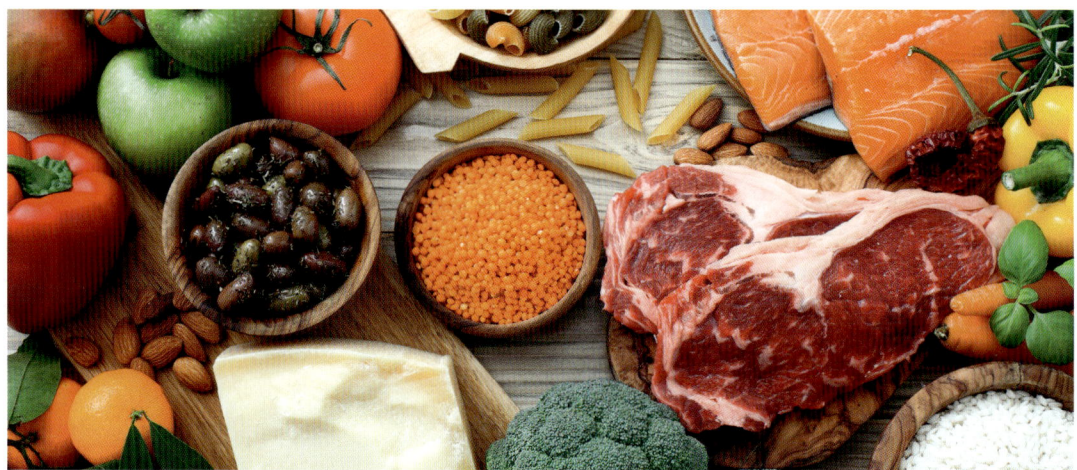

Selbst gesunde Menschen weisen häufig einen Nährstoffmangel auf.

Ursachen für einen Nährstoffmangel können nährstoffarme Böden, Fast Food, Diäten, einseitige Ernährung, Resorptionsstörungen, Fehlbesiedlungen im Darm, Stress, Stoffwechselerkrankungen, Schmerzen, fehlende Zähne oder Prothesen sein. Diese Liste ist natürlich noch nicht vollständig.

Insbesondere Menschen mit chronischen Wunden brauchen besondere Beachtung der Nährstoffversorgung, denn keine Wundheilung funktioniert ohne geeignete Ernährung.

Viele Verbandshersteller bieten kostenlose Ernährungsrechnerformulare an, um den Energiebedarf errechnen zu können. Der folgende Ernährungsrechner wurde von der Firma Ligamed® medical Produkte GmbH, von Frau Korner, für dieses Buch zur Verfügung gestellt. Auch hier wird auf mögliche Nährstoffmängel wie Vitamin C, Vitamin K, Vitamin A sowie Zink und Albumin hingewiesen.

Energiebedarf ausrechnen bei Patienten mit chronischen Wunden

Körpergewicht	(kg) x 24 kcal = _= Ergebnis 1
Beweglichkeit des Patienten	bettlägerig = 1,2; Rollator = 1,25; gehfähig = 1,3
Fieber	36°–37° = 1; 38° = 1,1; 39° = 1,3; 40° = 1,3; 41° = 1,4
Erkrankungen	• eine einfache Erkrankung = 1 • Entzündung = 1,2–1,5 • Frakturen = 1,2–1,35 • systemische Infektion = 1,4–1,6 • Dekubitus Grad I und II = 1,3–1,5 • Dekubitus ab Grad III = 1,5–1,9 • Intubation = 0,8–0,9 • Koma = 0,9

Bedarf	• gesunder Proteinbedarf:
	  0,8–1 g/kg Körpergewicht pro Tag
	• bei dekubitusgefährdeten Patienten:
	  1–1,2 g/kg Körpergewicht pro Tag
	• bei vorhandenem Dekubitus:
	  1,2–1,5 g/kg Körpergewicht pro Tag

Ergebnis 1 x Beweglichkeit x Fieber x Erkrankungen x Bedarf = Nährstoffbedarf pro Tag

→ *Beispiel 1:* Unser Patient wiegt 80 kg, liegt überwiegend im Bett, hat 39°C Fieber, hat eine Oberschenkelfraktur und einen erhöhten Bedarf aufgrund seines Dekubitusrisikos.
80 kg x 24 = 1920 = Ergebnis 1
1920 x 1,2 x 1,3 x 1,2 x 1,2 = 4313 kcal Energiebedarf pro Tag

→ *Beispiel 2:* Patient wiegt nur 50 kg, hat einen Rollator, kein Fieber, hat einen Dekubitus Grad 1 am Schulterblatt.
50 kg x 24= 1200
1200 x 1,25 x 1 x 1,3 x 1,2 = 2340 kcal Energiebedarf pro Tag

Der Energiebedarf muss jeden Tag neu evaluiert und gegebenenfalls an die neue Situation angepasst werden.

Abb. 21: Ernährungsrechner (in Anlehnung an das Kalkulationsblatt „Geeignete Ernährung" von LIGAMED® medical Produkte GmbH)

Die „Wundmitte" hat mit als erste schulmedizinische Einrichtung eine schöne Übersichtstabelle für die wichtigsten Nährstoffe für die Wundheilung zusammengetragen. Dabei gehen sie nicht nur auf die Grundversorgung mit Kohlenhydraten, Proteinen und Fetten ein, sondern weisen auch auf die Vitamine und Spurenelemente hin. Dabei werden die Hauptaufgaben in der Wundheilung besprochen, sowie Ernährungshinweise zur Nährstoffdeckung gegeben.

Da Patienten mit chronischen Wunden häufig viele Vorerkrankungen haben und diverse Medikamente einnehmen müssen, werde ich bei den Nährstoffen bewusst auf die Nährstoffräuber eingehen.

Wichtige Informationen aus der naturheilkundlichen Sicht in Bezug auf die Nährstoffversorgung

1. Heilungsprozess unterstützen:
Mit proteolytischen Enzymen wird die Förderung der Wundheilungsphasen begünstigt. Man kann diese sowohl bei akuten als auch bei chronischen Wunden einsetzen. Die Einnahme erfolgt meist oral als Kapsel oder Dragee.Die natürlichen Biokatalysatoren dienen der enzymatischen Wundreinigung, greifen aber das intakte Epithel-, Granulations- und Muskelgewebe nicht an.[44]

2. Adäquate Mikronährstoffversorgung:
Die Versorgung mit lebenswichtigen Mengenelementen (**Calcium, Kalium, Magnesium**) und Spurenelementen (**Eisen, Zink, Selen, Kupfer, Jod, Mangan, Molybdän, Silizium**) ist gerade bei länger andauernder Krankheit und Bettlägerigkeit essentiell.

→ Verletzung → Reparaturprozesse → erhöhter Nährstoffbedarf → erniedrigte Nährstoffzufuhr → verzögerte Wundheilung → Infektionsanfälligkeit → nicht heilende Wunden[44]

Gesundheitliche Vorteile

Vitamin C:
Antibiotika, nicht-steroidale Entzündungshemmer, orale Kontrazeptiva, Barbiturate, Eisenpräparate, Kortikosteroide und Urikosurika führen zu einem Vitamin C- Mangel. Vitamin C ist wichtig für das Immunsystem und das Bindegewebe. Es verbessert die Eisenversorgung und schützt vor der Bildung von Nitrosaminen. Zudem hat es eine starke antioxidative Wirkung.

Wechselwirkung: Vitamin C und Selen nicht gleichzeitig einnehmen

Vitamin A:
Folgende Medikamente führen zu einem Vitamin A- Mangel: Antibiotika, Lipidsenker, Laxativa, Antazida, orale Kontrazeptiva, Anticholinergika

---

44   Dr. Christine Schmidbauer, *Mikronährstoff-Coach: Das große BIOGENA-Kompendium der Nährstoffe.* (Wien: Verlagshaus der Ärzte, 2018).

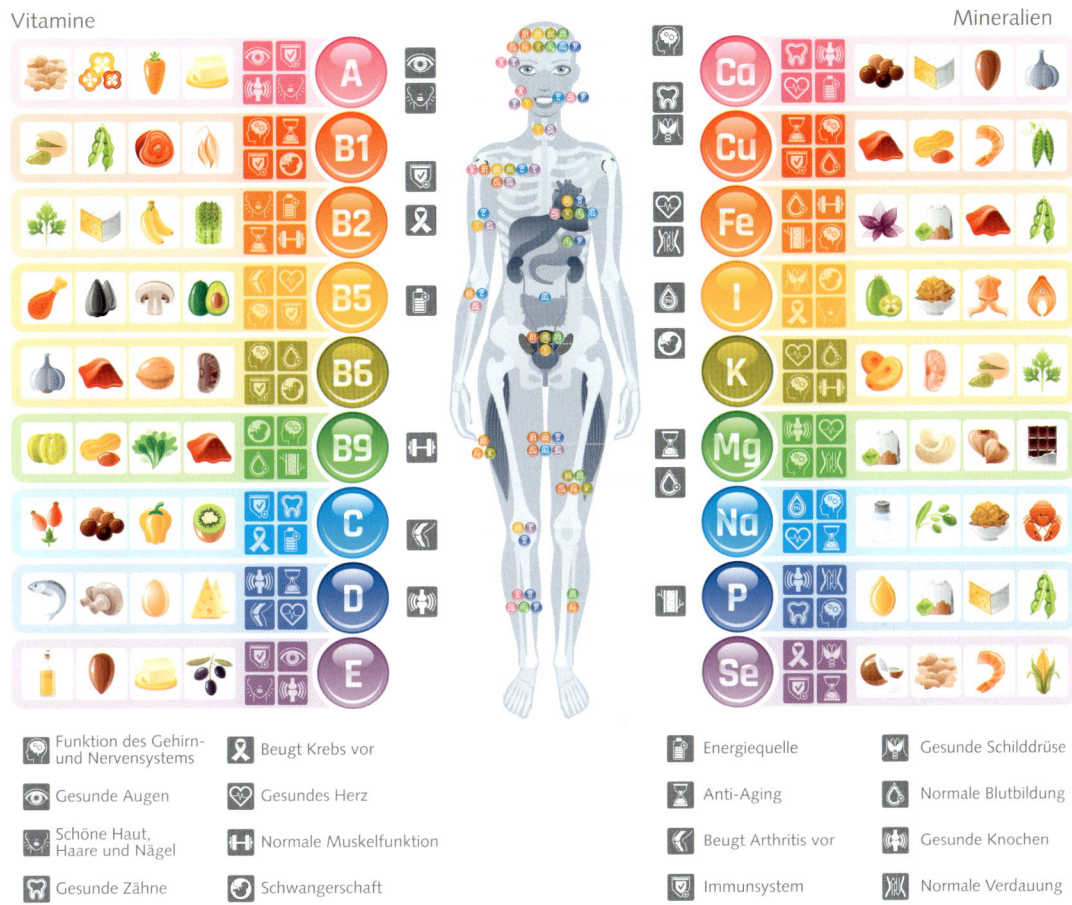

Vitamine

Mineralien

Funktion des Gehirn- und Nervensystems
Beugt Krebs vor
Energiequelle
Gesunde Schilddrüse

Gesunde Augen
Gesundes Herz
Anti-Aging
Normale Blutbildung

Schöne Haut, Haare und Nägel
Normale Muskelfunktion
Beugt Arthritis vor
Gesunde Knochen

Gesunde Zähne
Schwangerschaft
Immunsystem
Normale Verdauung

Abb. 22: Vitamin- und Mineralstoffreiche Lebensmittel

Vitamin A wird für die Sehkraft, Haut, Wachstum und den Stoffwechsel benötigt. Vitamin A sollte immer mit Vitamin D3 zusammen gegeben werden.

Vitamin E:
Antibiotika, Laxativa, Lipidsenker, Antazida, Eisenpräparate und Anticholinergika begünstigen die Entstehung eines Vitamin E- Mangels. Vitamin E hat eine oxidationshemmende Wirkung und schützt so andere Vitamine, Zellbestandteile und Fette vor Abbau und Zerstörung.

Vitamin K:
Antibiotika sowie Colestyramin, Laxativa, Vitamin-K-Antagonisten (Marcumar) und Zytostatika führen zu einem Vitamin K-Mangel.

Bei den K Vitaminen wird zwischen K1 (Konakion) und K2 (Menachinone) unterschieden. Vitamin K2 insbesondere das MK7 ist in der Naturheilkunde ein wichtiger Bestandteil der Therapie. MK7 kann der Körper selber aus MK4 herstellen. Bei der Einnahme sollte MK7 verabreicht werden, da es eine bessere Bioverfügbarkeit aufweist als MK4.

K1 dient der Blutgerinnung.

Cave

Marcumar sowie neuere Gerinnungsmittel.

K2 fördert das Immunsystem, steigert die Leistungsfähigkeit durch vermehrte Produktion von ATP und unterstützt die Lungenfunktion.

Vitamin B6:
Folgende Medikamente führen zu einem Vitamin B6- Mangel: orale Kontrazeptiva, Antirheumatika, Antibiotika, Vasodilatoren, Decarboxylase-Hemmer und Zytostatika. Vitamin B6 wird für den Eiweißstoffwechsel und die Enzymaktivierung benötigt.

Biotin:
Antibiotika, Laxativa, Antiepileptika, Barbiturate und Anticholinergika führen häufig zu einem Biotinmangel. Biotin wird fürs Wachstum, für die Bildung von Fettsäuren und zur Blutgerinnung benötigt. Zudem ist Biotin wichtig für die Darmflora sowie für den Eiweiß-, Fett- und Kohlenhydratstoffwechsel.

Folat:
Folat ist an der Enzymaktivität, Blutbildung und dem Zellstoffwechsel beteiligt.

Pantothensäure:
Pantothensäure ist am Endabbau von Fetten, Kohlenhydraten und Proteinen beteiligt, zudem an der Bildung von Blutfarbstoff, Fettsäuren, Cholesterin und Gallensäure. Bei der Entgiftung von Pharmaka spielt Pantothensäure eine entscheide Rolle.

Vitamin B12:
Diverse Medikamente wie z.B. Antibiotika, orale Kontrazeptiva, Lipidsenker, Protonenpumpen-Hemmer, Antidiabetika, Alkaloide, Tuberkulostatika, Kortikosteroide sowie eine Lithium-Therapie können einen B12 Mangel begünstigen. Veganer haben ein Vitamin B12- Resorptionsproblem.

B12 ist für die Blutbildung, für das ZNS sowie für den Eiweißstoffwechsel wichtig.

Zink:
Antibiotika, Diuretika, Lipidsenker, Pille, Antazida, Glucocorticoide und Immunsuppressiva fördern den Zinkmangel. Zink unterstützt das Immunsystem, Enzymaktivität und die Insulinspeicherung.

Cave

Nicht gleichzeitig mit L-Thyroxin einnehmen.

Kupfer:
Kupfer mobilisiert das Eisen, unterstützt den Eiweißstoffwechsel und fördert das Wachstum der Zellen.

Eisen:
Folgende Medikamente führen zu einem Eisenmangel: Antibiotika, nicht-steroidale Entzündungshemmer, Pille, Antazida, Protonenpumpen-Hemmer, Calcium-Supplemente und Antirheumatika. Eisen ist für die Blutbildung wichtig. Zudem ist er der Baustein des Blutfarbstoffes und von Enzymen. Eisen wirkt als Antioxidans.

Selen:
Selen und Vitamin E haben eine oxidationshemmende Wirkung.

Silizium:
Silizium wird für die Kollagensynthese und den Bindegewebeaufbau benötigt.

Calcium:
Medikamente wie Antibiotika, Antazida, Laxativa, Glucocorticoide, Steroide, Anticholinergika sowie Tuberkulostatika begünstigen einen Calciummangel.

Calcium ist wichtig für die Zellwandstabilisierung, Knochen- und Zahnaufbau, Blutgerinnung und das Nervensystem.

Cave

Nicht gleichzeitig mit L-Thyroxin einnehmen.

Magnesium:
Pille, Antibiotika, Protonenpumpen-Hemmer, Glucocorticoide, Laxativa, Zytostatika und Diuretika, vor allem die Schleifendiuretika und Thiazide führen zu einem Magnesiummangel. Magnesium wirkt entzündungshemmend, erhöht die Leistungsfähigkeit und entspannt die Muskulatur.

Cave

Magnesium nicht gleichzeitig mit Zink und L-Thyroxin einnehmen.

Aufbau von Hormonen und Zellwänden:
Proteine: Baustoff der Zelle, Botenstoff, leitet Stoffwechselvorgänge und beteiligt sich an den Abwehrkräften

Kohlenhydrate:
Energielieferant, beteiligt am Aufbau von Bindegewebe, Knorpel und Knochen

3. Antioxidativen Status der Haut verbessern:

Bei Diabetes Mellitus soll der oxidative Stress vermieden werden. Oxidativer Stress fördert die Entstehung von mikroangiopathischer Veränderungen.[45]

Alpha-Liponsäure zählt zu den Antioxidantien. Alpha-Liponsäure hat einen positiven Einfluss auf Diabetes mellitus und beugt Nervenschädigungen vor.

Freie Radikale entstehen im Entzündungsgeschehen, sowie durch äußere Faktoren, wie durch Medikamenteneinnahme.

OPC (Traubenkernextrakt) wirkt antioxidativ
- OPC wirken beim Kollagenaufbau mit, da sie die Proliferation und Migration der Fibroblasten und somit den Aufbau der kollagenen Matrix fördern
- zur Erhaltung der Hauteigenschaften und Funktionen eignen sich zudem **Carotinoide des grünen Tees** → antioxidativ[45]

4. Entzündungsprozesse positiv beeinflussen:

Inflammationsgeschehen werden durch Süßes, Weizenprodukte oder ererhöhten Fleischkonsum getriggert und durch TNF-alpha verstärkt. Die **Omega-3-Fettsäure EPA** kann die Entstehung dieser stark inflammatorisch wirkenden Gewebshormone hemen und ihre Wirkung durch die Bildung günstiger Eicosanoide modulieren.[45]

5. Heilungsprozesse der Haut unterstützen:

Eisen und **Zink** werden für die Kollageneinlagerung in der verletzten Haut (Wunde) benötigt. Zink fördert die Neubildung von Gewebe, wodurch der Wundverschluss unterstützt werden kann.

---

45   Schmidbauer, *Mikronährstoff-Coach.*

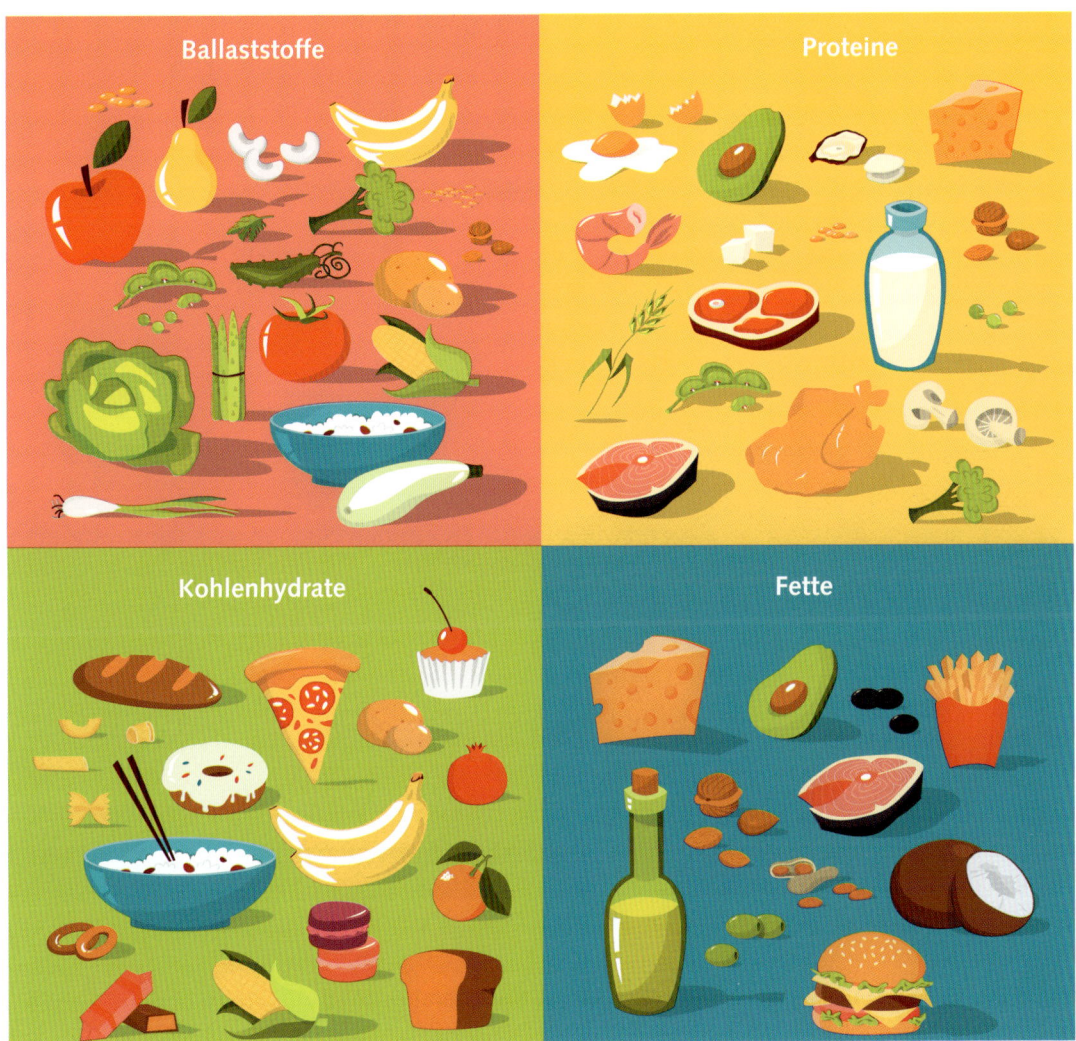

Abb. 23: Übersicht: Ballaststoffreiche, proteinreiche, kohlenhydratreiche und fettreiche Lebensmittel

Vitamin C ist bei der Kollagenherstellung beteiligt. Vitamin C zählt zu den Antioxidantien. Zudem kann es Entzündungen hemmen.

Pantothensäure ist Bestandteil von Coenzym A, das bei der Synthese und der Funktionalität der Hautschichten sowie der Zellerneuerung eine Rolle spielt. Pantothensäure liefert unserem Körper Energie und unterstützt damit unseren Stoffwechsel.[46]

L-Arginin wird für die Zellteilung und die Proteinherstellung benötigt.

---

46 Schmidbauer, *Mikronährstoff-Coach.*

Meine Dosierempfehlungen pro Tag für die orale Zufuhr

- Alpha-Liponsäure 500–800 mg
- Proteolytische Enzyme → Ananas, Papaya je 300–500 mg
- Selenase100
- Zink 30–80 mg
- Vitamin C 3–10 mg
- OPC 100–200 mg
- Beta-Carotin 5–20 mg
- Grüner Tee 300–400 mg
- Omege-3-FS EPA 1–3 g
- Eisen 20 mg
- Pantothensäure 100–300 mg
- L-Arginin 2–4 g

Meine Aminosäurenempfehlungen in der Wundversorgung

- L-Lysin → Kollagenaufbau
- Glycerin → Kollagenstoffwechsel, Zellschutz
- L-Glutamin → Wundheilungsstörungen der Haut
- L-Arginin→ Kollagensynthese → Blutdruckabfall möglich; gute Kombination mit Vitamin C und Taurin
- L-Methionin → Wundheilungsstörungen, Stärkung des Immunsystems

Cave

Wirkverstärkung von Antibiotika, Verschlechterung der Wirkung von L-Dopa

- L-Ornithin → Brandverletzungen, fördert die Regeneration

Cave

Kopfschmerzen und Übelkeit möglich

Bei der Einnahme von Nährstoffen sollte der Patient ganzheitlich gesehen werden. Kann mein Patient Kapseln oder Dragees überhaupt einnehmen und schlucken? Wie viele Pillen müssen eingenommen werden? Gibt es gute Nährstoffkombinationen? Was muss beachtet werden, wenn zum Beispiel Antioxidantien und Oxidantien eingenommen werden? Gibt es Alternativen in Saft- oder Tropfenform? Kann der Patient die zugeführten Nährstoffe überhaupt aufnehmen oder wäre eine Infusionstherapie besser geeignet? Was kann sich der Patient überhaupt leisten? Aber die wichtigste Frage ist, was der Patient mit seiner Ernährung verändern kann, um eine möglichst ausgeglichene Nährstoffversorgung zu erreichen. Ist der Patient überhaupt in der Lage seine Ernährung umzustellen oder zu verändern? Denn hier liegt die Eigenverantwortung des Patienten an erster Stelle. Wir können den Patienten nur abholen und auf seinem Weg begleiten, seinen Weg muss er selber gehen.

Die Nährstoffversorgung sollte durch einen Arzt oder Heilpraktiker verordnet und überwacht werden, um Wechselwirkungen mit Medikamenten ausschließen zu können.

TENS (Transkutane elektrische Nervenstimulation)

Ein TENS-Gerät oder Elektrostimulationsgerät ist ein tragbarer elektrischer Impulsgenerator mit angeschlossenen Elektroden, die auf gesunder intakter Haut platziert werden. Eine Ausnahme gibt es und zwar der woundEL®. Dieser wird direkt auf der Wunde angebracht.[47] Die TENS-Stimulation gehört zu den stimulativen Schmerztherapieverfahren und lässt sich sehr gut mit der Akupunktur verbinden. Die TENS-Behandlung ist nicht invasiv. Sie kann dreimal am Tag für je 30 Minuten angewendet werden. Seit 1987 ist die TENS-Therapie als Kassenleistung anerkannt.

TENS-Geräte können durch einen Arzt oder Heilpraktiker verordnet werden. Die Behandlung kann an geschultes Pflegepersonal delegiert werden.

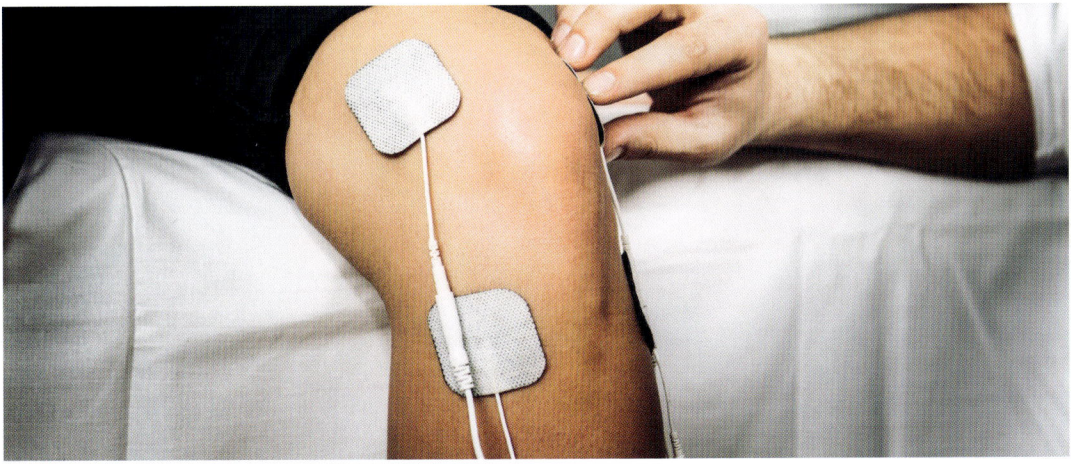

---

47   Omron-Healthcare: Produktbeschreibung für ein TENS-Gerät, zuletzt aktualisiert am 04.04.2023, www.omron-healthcare.de/de/kategorie/schmerztherapiegeraete.

Wirkprinzipien

Nervenstrukturen werden mit Stromreizen stimuliert, dabei ein Aktionspotential ausgelöst wird. Wissenschaftler (Foulds, Barker 1983) haben in mehreren Studien nachgewiesen, dass sich auf der gesunden intakten Haut ein negatives Potential und unterhalb der Haut ein positives Potential befindet. Dieses wird durch die Schweißproduktion und die Konzentration von Kationen und Anionen auf der Haut, in den Zellen und den Zellzwischenräumen beeinflusst.

Bei Wunden ist dieses bioelektrische Potential gestört. Mit der Elektrostimulation versucht man das verloren gegangene Potential wiederherzustellen, um die Wundheilung elektrisch zu unterstützen.[48]

Dabei erhöhen Gleichstromimpulse mit negativer Polarität das Einwandern von Makrophagen und Leukozyten in die Wunde.[49] Dies fördert die Exsudationsphase in der Wundheilung. Bei Gleichstromimpulsen mit positiver Polarität wird der Austausch von Ionen verstärkt, die Aufnahme von Nährstoffen erhöht und die Fibroblasten wandern vermehrt in die Wunde ein. Wenn man beide Polaritäten miteinander kombiniert, wird die Kapillardurchblutung gestärkt und ein Wundverschluss durch den vaskulär-endothelialen Wachstumsfaktor (VEGF) ermöglicht.

In der Wundversorgung sollen sich durch die Elektrostimulation folgende Wirkprinzipien herauskristallisieren[48, 50]:
- die transkutane Sauerstoffversorgung im Gewebe soll verbessert werden
- die Durchblutung wird durch eine ansteigende Kapillardichte verbessert
- Ödeme werden reduziert
- Makrophagen, Leukozyten und Fibroblasten wandern vermehrt in die Wunde ein[49]
- bakterizide Wirkung[49]
- Kollagensynthese wird angeregt
- Wundschmerzen werden reduziert[50]
- der pH-Wert der Wunde wird verändert
- die Epithelisierung wird angeregt durch eine erhöhte Zellaktivität[51]

48 Monika Wolfsgruber, „Die Elektrostimulation der chronischen Wunde". zuletzt aktualisiert am 04.04.2023.
    https://www.wundmanagement-tirol.at/upload/939721_Elektrostimulation%20Monika%20Wolfsgruber.pdf.
49 Georg Daeschlein, Britta Hoffmeister, Harald Below, Axel Kramer, German Medical Science, Antibakterielle Wirkung von Fliegenmaden (L. sericata) in vitro. 2006. zuletzt aktualisiert am 04.04.2023.
    https://www.egms.de/static/de/journals/dgkh/2006-1/dgkh000017.shtml.
50 GerroMed GmbH, „woundEL® Wissenschaftliche Broschüre: Von der Grundlagenfroschung zur therapeutischen Anwendung", Klinische Nachweise für die woundEL-Therapie. S.24. 09/2009.
51 Michael Jünger, Local therapy and treatment costs of chronic, venous leg ulcer with electrical stimulation. 2008.

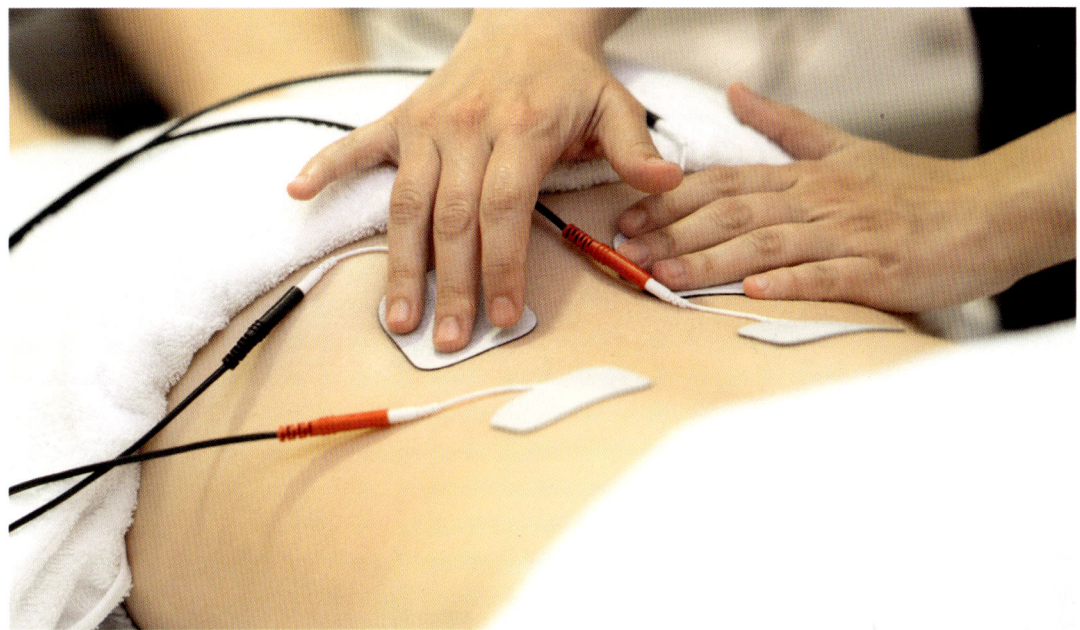

TENS-Eigenschaften[52]

- segmentale Hemmung → Gate-Control-Hemmung
- supraspinale Hemmung → Ausschüttung körpereigener Schmerzhemmstoffe
- rascher Wirkungseintritt
- rascher Wirkverlust
- Gewöhnung möglich
- hohe Frequenzen → große Elektroden → 50–120 Hz
- niedrige Frequenzen → kleine Elektroden → bis 100 Hz
- mono- und biphasische Impulse
- Intensität 70–100 mA
- Impulsdauer 50 us–200 us
- Widerstand

Anwendungsbeispiele des Universitätsklinikum Erlangen nach Dieter Märkert, Schmerzambulanz, anästhesiologische Klinik in Bezug auf die Wundversorgung:

Die TENS kann in allen Phasen der Wundheilung und bei unterschiedlichen Wunden hilfreich sein. Bei Wunden und Ulcera werden die Elektroden möglichst kranial und kaudal der Wunde im gesunden Bereich angelegt. Die Behandlung sollte zumindest anfangs täglich erfolgen (Alternativ-Stimulation nach Kaada).

---

52   TENS-Eigenschaften sind abhängig vom jeweiligen Gerät und können von Hersteller zu Hersteller variieren.

Han-Stimulation	• 2 Hz/100 Hz im Wechsel • 3 Sekunden pro Frequenz bis phasisch • Impulsdauer 150–200 us • 30 Minuten	• alle Schmerzarten
Kaada-Stimulation (nicht segmentale Elektrodenanlage)	• 2 Hz • monophasisch • Impulsdauer 250 us • 30 Minuten	• Akupunkturpunkte: Dickdarm 4 und Dünndarm 3 → erhöht die allgemeine Schmerzschwelle → durchblutungsfördernd
Gate-Control-Hemmung	• monophasisch • 100 Hz • 200 us • 30 Minuten • Entzündungsmediator • Silent Inflammation	• nozizeptive und neurologische, akute wie chronische Schmerzen • Lockerung der Muskulatur
woundEL®	• 30 Minuten • niederfrequenter monophasischer Gleichstromimpuls (positiv, negativ geladen) • LVMPC (Low Voltage Momophasic Pulsed Current) • direkte Elektrostimulation mittels eines Wundverbandes, welcher mehrmals am Tag an ein Elektrostimulationsgerät angeschlossen wird	• alle chronischen stagnierenden Wunden • infizierte Wunden • Nahtinsuffizienz • Verbrennungen • Schürfwunden

Tab. 8: Han-Stimulation und die Kaada-Stimulation sowie die segmentale und supraspinale Hemmung[53]

Amputationsschmerz → Eine Elektrode auf den Hauptschmerzpunkt oder direkt oberhalb des Stumpfes, die andere in den Ausstrahlungsbereich des Schmerzes. Eine paravertebrale Anlage ist auch möglich.

53   GerroMed GmbH, „Von der Grundlagenforschung zur therapeutischen Anwendung", „woundEL® Gebrauchsanweisung: Der Wund-Schrittmacher", 5/2006, „woundEL® Gebrauchsinformation: Der Wund-Schrittmacher", 2/2007, „woundEL® Patienteninformation: Der Wund-Schrittmacher", 6/2009.

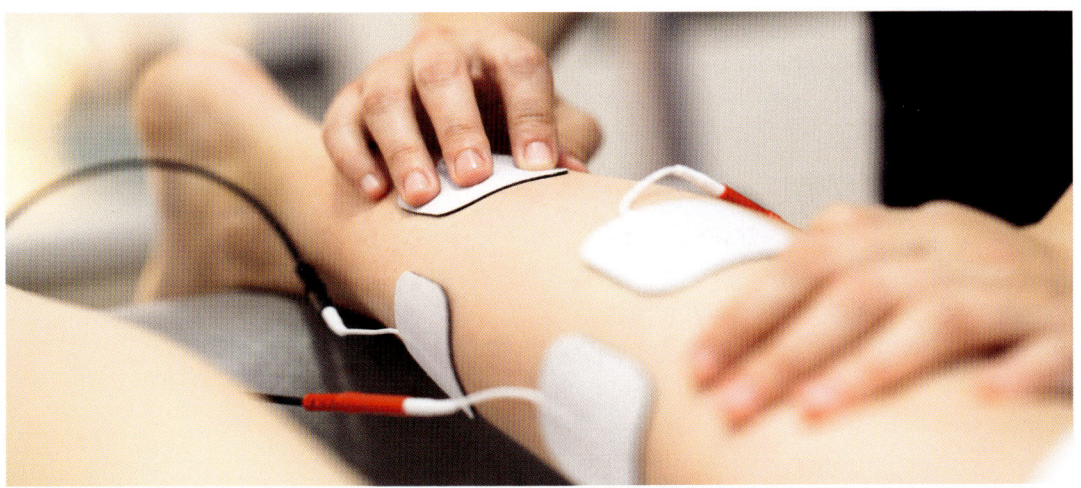

Anwendungsorte

- „DAWOS" → da wo es weh tut, direkt lokal auf dem schmerzenden Gebiet
- über dem betreffenden peripheren Nerv
- Akupunkturpunkte
- im zugehörigen Segment
- Triggerpunkte
- kontralaterale Anlage
- woundEL® wird direkt auf die Wunde aufgetragen

Indikationen

- Wundheilungsstörungen aller Art, insbesondere bei Infektionen
- chronische, therapieresistente Wunden, die stagnierend sind
- Ulcus cruris aller Entstehungsarten (arteriell, venös, mixtum)
- diabetisches Fußsyndrom[54]
- Dekubitus ab Grad 2[55]
- Nahtinsuffizienz
- akute Wunden wie Verbrennungen und Schürfwunden
- akute und chronische Schmerzen (neuropathisch)
- Stumpf- und Phantomschmerzen
- akute und chronische nozizeptive Schmerzen
- zur Förderung der Durchblutung bei Ischämieschmerzen

---

54 Eckart Schuster, „WoundEL Therapie = Hoffnung, Zuversicht für das scheinbar Ausweglose? Teil 1: Einleitung". zuletzt aktualisiert am 04.04.2023. https://dasmobilewundzentrum.de/woundel-therapie-hoffnung-zuversicht-fur-das-scheinbar-ausweglose-teil-1-einleitung/
55 S. E. Gardner, Effect of electrical stimulation on chronic wound healing: a Meta-Analysis. Wound Rep and Reg., 16 (4): 480 – 487. 1999. Adunsky, Decubitus direct current treatment (DDCT) pf pressure ulcers: Results of a randomized double blindet placebo controlled study. Archives of Gerontology and Geriatrics. 41 (3): 261 – 269. 2005.

- muskulär bedingte Schmerzen
- Knochenschmerzen
- traumatische Schmerzen
- Atrophieprophylaxe
- Muskelverspannungen

Anwendungstipps

- selbstklebende Elektroden verwenden
- einfache Handhabung, die die Compliance fördert
- wenn die Klebefähigkeit abnimmt, kann Sie durch Befeuchtung der Klebefläche wieder verbessert werden
- die Elektroden sollten einen vollständigen Hautkontakt gewährleisten
- die zu behandelnden intakten Hautstellen sollten frei von Behaarung und Cremes sein

Vorteile

- einfach in der Anwendung
- geringe Nebenwirkungen
- man kann es überall verwenden
- Patienten werden aktiv zur Mitarbeit gebracht
- Schmerzmedikamente können möglicherweise reduziert werden (immer in Rücksprache mit dem behandelnden Arzt)

Kontraindikationen

- nekrotische Wunden
- malignes Gewebe
- tiefe Beinvenenthrombosen, die nicht behandelt sind
- pAVK Patienten
- Patienten mit Herzschrittmacher
- Patienten mit Herzrhythmusstörungen
- schwere Psychosen
- Schwangere
- Epileptiker
- Metallimplantate → kein monophasisches TENS

Nebenwirkungen

- Schmerzverstärkung
- Hautirritationen: strombedingt oder allergisch
- Karotissinus- oder Larynxreaktionen

Ozontherapie

Das medizinische Ozon ist immer ein Gemisch aus reinstem Ozon und reinstem Sauerstoff.

Die Anwendung von Ozon im medizinischen Bereich hatte erste Ansätze in der zweiten Hälfte des 19. Jahrhunderts.[56] A. Wolff war einer der Ersten, der die Ozontherapie in der Medizin anwendete. Er behandelte infizierte Wunden während des Ersten Weltkrieges mit einer Sauerstoff-Ozon-Begasung. Der Leipziger Ordinarius für Chirurgie Payr wendete in den 30er Jahren des 20. Jahrhunderts die Ozontherapie bei Weichteilinfektionen an. Im Zweiten Weltkrieg wurde die HOT (hämatogene Oxidationstherapie) nach Wehrli begründet. Steinbart bezog Ende der 50er Jahre das Wirkprinzip dieser Behandlung auf das bei der UV-Bestrahlung des Sauerstoffs entstehende Ozon und konstruierte ein praktikables Gerät zur Ozonherstellung.[57] Der Physiker Hänsler entwickelte den „Ozonosan".

Niedrige Konzentrationen (10–40 μg Ozon / ml Ozon-Sauerstoffgemisch) zeigen eine hohe Wirksamkeit, die mit zunehmender Konzentration sinkt, um schließlich in eine toxische Wirkung überzugehen. In der Wundbehandlung macht man sich die antibiotische Wirkung (60–100 μg Ozon / ml Ozon-Sauerstoffgemisch) bei infizierten Wunden, Dekubitus, diabetisches Fußsyndrom und Verbrennungen zu Nutzen.[58] Ozonanwendungen sind mittlerweile durch reichliche Studien evidenzbasiert und es gibt sogenannte „Behandlungsprotokolle als Grundlage für Standards und Guidelines" (Ärztliche Gesellschaft für Ozonanwendungen e. V.), die nach neusten Erkenntnissen aus Forschung und Praxis revidiert und publiziert werden.[58] Dabei gibt es verschiedene Anwendungsarten.

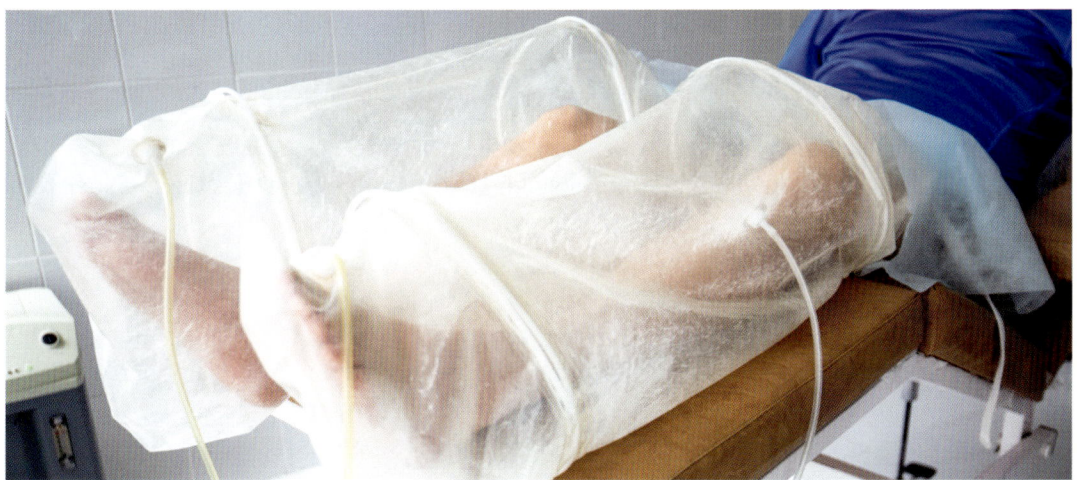

Abb. 24: Ozon Beutel Begasung der Beine

---

56 Günter Jaroszyk, *Ozon-Sauerstoffanwendung im Spiegel der Zeit.* (1980), Die Andere Medizin 12, 289.
57 Wolfgang Eisenmenger, Manfred Schuck, Erich Liebhardt, *Medizin und Recht – Festschrift für Wolfgang Spann.* (Springer Verlag, 1986), S.6.
58 Renate Viebahn-Hänsler, Olga Sonia León Fernández, Ziad Fahmy, Ozone in medicine: The low-dose ozone concept. Guidelines and Treatment strategies, (2011), Ozone Sci Eng 34, 408–424.

Anwendungsarten

- Ozoninjektion: intramuskuläre Injektion (i.m.), intrakutane Injektion (i.c.), subkutane Injektion (s.c.)→ bei Durchblutungsstörungen und Allergien, verspanntem Muskelgewebe, Schmerzbehandlung, Revitalisierung, Steigerung der körpereigenen Abwehr (Arzt, Heilpraktiker)
- Ozoninfusion → bei Durchblutungsstörungen und Allergien, Revitalisierung, Immunaktivierung, virusbedingte Erkrankungen (Arzt)
- Ozon-Beutel-Begasung → bei Ekzemen, offenen Wunden, Juckreiz, Hautentzündungen (Arzt, Heilpraktiker, Wundmanager nach ärztlicher Anordnung)
- rektale Ozon-Begasung / rektale Insufflation → bei chronisch entzündlichen Darmerkrankungen, Revitalisierung, virusbedingten Erkrankungen (Arzt, Heilpraktiker)

Bei der Anwendung sollten Heilpraktiker vor allem die neuen Änderungen des Transfusionsgesetzes beachten, da es hier einige Einschränkungen in der Anwendungsmöglichkeit gibt.[59]

Ozon-Eigenblutbehandlung (kleine Anwendung): Man entnimmt den Patienten 1–5 ml Blut und vermischt es mit einem Ozon-Sauerstoff-Gemisch. Danach wird diese Mischung i.m. oder s.c. gespritzt.

Ozon-Eigenblutbehandlung (große Anwendung): Hierfür werden 50–100 ml venöses Blut in eine spezielle Ozon-Infusionsflasche entnommen. Das Ozon-Sauerstoff-Gemisch wird in diese Infusionsflasche zugeführt. Die Mischung erhält der Patient in Form der Infusion zurück infundiert.

Wunden und Ekzeme können mittels der Beutel-Begasung behandelt werden. Die Wunde oder das Ekzem wird mit einem luftdichten Kunststoffbeutel bedeckt. Durch eine kleine Öffnung wird das Ozon-Sauerstoffgemisch in den Kunststoffbeutel eingeführt.

Bei der rektalen Begasung mit Ozon wird dem Patienten mittels einer Klistierspritze oder aus einem speziell für diese Anwendung hergestellten Übertragungsbeutel das Ozon-Sauerstoff-Gemisch innerhalb von 1–3 Minuten in den Enddarm eingeblasen.[60]

Wirkung von Ozon

Ozon wirkt desinfizierend, bakterizid, fungizid und viruzid. Es verbessert die Durchblutung und die Sauerstoffversorgung im Gewebe, daher wird es sehr gern in der Wundversorgung eingesetzt. Ozon hilft beim Abbau der ausscheidungspflichtigen Substanzen wie Harnstoff, Harnsäure und Kreatinin.

---

59 Verband Deutscher Heilpraktiker e.V., „Ozontherapie". zuletzt aktualisiert am 04.04.2023. www.vdh-heilpraktiker.de/wissen/therapie-infoblaetter/ozontherapie/.
60 Verband Deutscher Heilpraktiker e.V., „Ozontherapie".

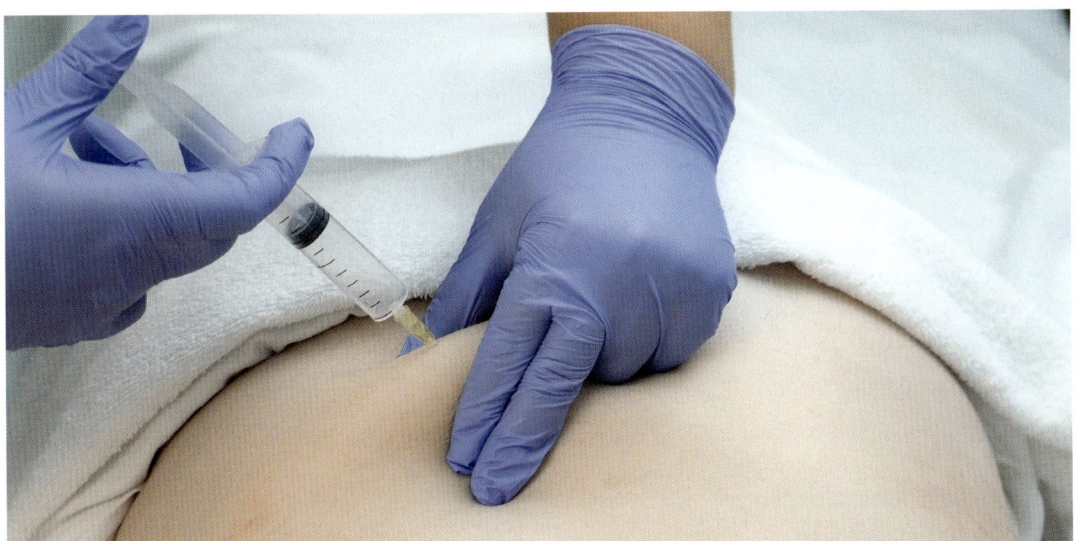

Abb. 25: Ozoninjektion

Ozon kann das Immunsystem aktivieren, indem es zur Freisetzung von Zytokinen (Interferone und Interleukine) kommt und es unterstützt die körpereigenen Antioxidantien und Radikalfänger.[61]

Indikationen in der Wundversorgung

- Durchblutungsstörungen
- arterielle Verschlusskrankheit
- Infektanfälligkeit
- Thrombosen
- Dekubitus
- Ulcus cruris
- diabetisches Gangrän
- Wundheilungsstörungen
- Verbrennungen
- Abszesse
- infizierte Wunden
- Hautpilze und infizierte Hautverletzungen

---

61 Renate Viebahn-Hänsler, Ärztliche Gesellschaft für Ozon-Anwendung in Prävention und Therapie e.V.. „Ozon-Sauerstoff-Therapie – Informationen für den Patienten". zuletzt aktualisiert am 20.04.2023. http://www.ozone-association.com/info%20deu.pdf.

Wechselwirkung

Es können Wechselwirkungen auftreten bei gleichzeitiger Einnahme von ASS oder ACE-Hemmern. Während der Ozonbehandlung sollte auf die Vitamin C- Einnahme verzichtet werden.

Kontraindikationen

- Alkoholvergiftung
- akuter Herzinfarkt
- Organblutungen
- Blutgerinnungsstörungen
- Schlaganfall
- Epilepsie
- Schilddrüsenüberfunktion
- Ozonallergie
- Pilzinfektionen
- Anämie
- Einnahme von blutverdünnenden Medikamenten (ASS, Marcumar)
- Einnahme von ACE-Hemmern
- Glucose-6-Phosphat Dehydrogenase Mangel (Favismus, akute Hämolytische Anämie)
- Schwangerschaft in den ersten 3 Monaten
- Leukämie (große Ozoninfusion)
- Injektionen im Strahlungsbereich einer Bestrahlungstherapie

Nebenwirkungen[62]

Ozoninjektionen können schmerzhaft sein, ein Hämatom kann entstehen. Weitere mögliche Nebenwirkungen auf die Eigenblut-Ozon-Therapie (Ozoninfusion) können Müdigkeit, Kopfschmerzen, Schwindel, Sehstörungen, Übelkeit oder Kreislaufkollaps sein. Daher sollte der Patient nach der Behandlung noch einige Zeit in der Praxis verbleiben, um gezielt mögliche Nebenwirkungen auszuschließen oder behandeln zu können.

---

62 Verband Deutscher Heilpraktiker e.V., „Ozontherapie.

Allergische Reaktionen auf Ozon sind nicht zu erwarten, außer bei der Ozoninfusion können selten allergische Reaktionen auf das Natriumcitrat entstehen, welches als Blutgerinnungshemmer eingesetzt wird.[63]

Gut ausgebildete Heilpraktiker und Therapeuten erkennen Sie an der „Blauen Karte", ein Zertifikat der Heilpraktikergesellschaft für Ozontherapie e. V.

Spenglersan® Therapie

Spenglersan® Kolloide sind homöopathische Arzneimittel, die Antigene und Antitoxine in einer D9 Potenzierung enthalten. Die Spenglersan® Kolloide A, E, G, K, Om, R und T dienen der Therapie und der Diagnostik, während Spenglersan® Kolloide D und Dx nur zur Diagnostik eingesetzt werden. (Arzt, Heilpraktiker)

Jeder Mensch hat durch frühere durchgemachte Erkrankungen Antikörper im Blut. Das jeweilige Spenglersan® Kolloid, welches als Antigen wirkt, löst eine Antigen-Antikörper Reaktion aus, die man im Spenglersan®-Blut-Kolloid-Test als Agglutination (Zusammenballung) erkennt. Je kompakter diese Zusammenballung ist, desto höher ist der Antikörpertiter. Der Spenglersan®-Blut-Kolloid-Test wurde 1963 durch Schwarz entwickelt und durch Wolters und Meckel-Spenglersan optimiert.

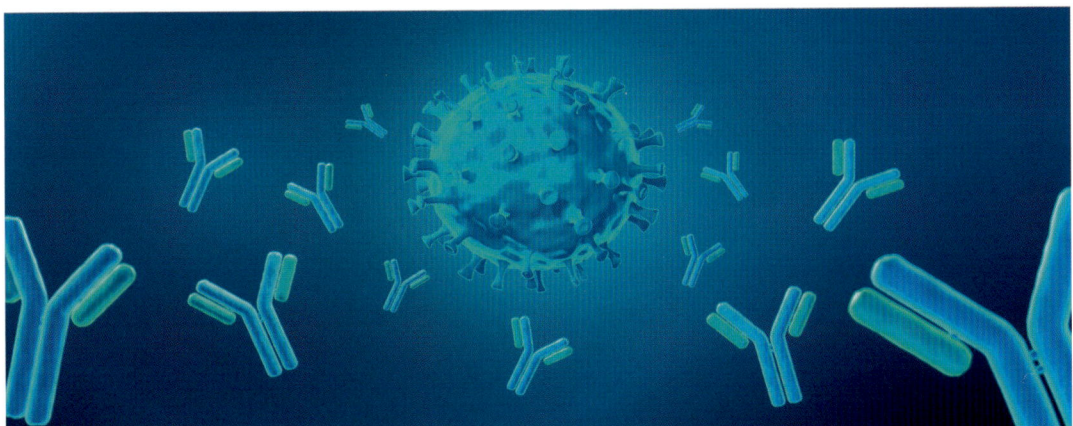

Abb. 26: Antikörper und Virus

Mit Hilfe des Spenglersan®-Blut-Kolloid-Test lassen sich wichtige Hinweise auf den Zustand des Immunsystems und auf betroffene Organe ableiten. D zeigt häufig Kopfherde an und Dx gibt Hinweise auf Herde im gesamten Körper (Silent Inflammation, akute Entzündungen, Herde und Störfelder). Zum Beispiel ist eine Agglutination im Feld A ein Hinweis auf Durchblutungsstörungen.

---

63 Verband Deutscher Heilpraktiker e. V.. „Ozontherapie".

Anwendung der Spenglersane

Die Aufnahme der Spenglersane erfolgt über die Haut (Ellenbeuge, Oberschenkel, Bauchhaut). Die Spenglersane enthalten eine minimale Menge an Thymol zur Konservierung. Diese lipophilen Hapten bilden außerdem einen Carrierkomplex und ermöglichen so den Antigen- und Antitoxin-komponenten den Weg durch die Haut. Im Organismus erfolgt der Transport über dendritische Zellen in die Lymphe, von wo aus die Bildung der einzelnen immunaktiven Zellen beeinflusst wird.[64]

Spenglersan® G kann als einziges auch oral und nasal eingenommen werden.

Folgende Indikationen und Anwendungsempfehlungen haben sich in der Praxis in Bezug auf die Wundversorgung bewährt:[65]

Krankheit	Spenglersan®	Dosierung
Abszess	• Spenglersan® Kolloid G • Spenglersan® Kolloid K	G mehrmals täglich auf eine Mullkompresse tränken und für 10 Minuten auf dem Abszess einwirken lassen oder K 3x 10 Sprühstöße direkt auf den Abszess sprühen
Arteriosklerose	• Spenglersan® Kolloid A und Spenglersan® Kolloid R	A und R je 3x tgl. 10 Sprühstöße im Wechsel
	• Viscum-Entoxin	3x 10 Tropfen tgl.
Bluterguss/ Prellungen	• Spenglersan® Kolloid G	G 30 Sprühstöße direkt auf den Bluterguss, leicht einmassieren
	• Ekzem-Entoxin	3x 10 Tropfen tgl.
Hypertonie, essentielle	• Spenglersan® Kolloid A	3x 10 Sprühstöße tgl. für 8–12 Wochen danach Erhaltungsdosis von 1–3-mal tgl. 5 Sprühstöße (Bereich der Herzspitze = Erb`scher Punkt) einreiben
	• Viscum-Entoxin	3x 20 Tropfen tgl.
Diabetes Typ II	• D.B.-Entoxin	4x tgl. 20 Tropfen
	Spenglersan® Kolloid OM Spenglersan® Kolloid A	OM 3x tgl. 10 Sprühstöße für 6 Wochennach den 6 Wochen: OM und A im täglichen Wechsel je 3x 10 Sprühstöße tgl.

64 Siddhartha Popat, Regulationsfähigkeit des Organismus steigern – Immunmodulationstherapie nach Dr. Spengler. Deutsche Heilpraktiker Zeitung. S: 31-33. 2020
65 Spenglersan, Spenglersan Kompendium für Fachkreise. 2022

Krankheit	Spenglersan®	Dosierung
Durchblutungs-störungen	• Ginkgo Meckel	5x 20 Tropfen tgl.
	• Spenglersan® Kolloid A	3x 10 Sprühstöße tgl.
Entzündungen auf der Haut	• Spenglersan® Kolloid G	3–5x tgl. mit 10 Sprühstößen direkt besprühen oder als getränkte Mullkompresse verwenden
mit starken Schmerzen	• Spenglersan® Kolloid OM	3x 20 Sprühstöße in die Ellenbeuge tgl.
Mykosen (Haut)	• Spenglersan® Kolloid G	6x tgl. 5 Sprühstöße direkt auf die betroffene Hautstelle oder als getränkte Kompresse verwenden
	• Entoxin Set	Ein gesunder Mensch wird nicht vom Pilz befallen. Das Milieu stimmt nicht, daher unbedingt entgiften
Wunden/Schnitt-verletzungen/Risse/Post-OP-Wunden	• Spenglersan® Kolloid G • Spenglersan® Creme	3x tgl. 10 Sprühstöße direkt auf die Wunde. Sobald diese verschlossen ist, kann die Spenglersan Creme eingesetzt werden
Ulcus cruris	• Spenglersan® Kolloid G je nach Ursache: • Spenglersan® Kolloid K • D.B.-Entoxin • Ginkgo Meckel Tropfen • Entoxin Set	5–6x-mal tgl. mit so viel Sprühstößen besprühen, dass die gesamte Wundfläche feucht ist
Verbrennungen/Verbrühungen bis Grad II	• Spenglersan® Kolloid G	mehrmals täglich direkt auf die Hautstelle
	• Spenglersan® Creme	wenn die Hautstelle nicht mehr nässt, dann 3x tgl. einreiben

Tab. 9 : Spenglersane und ihre Anwendung in der Wundversorgung

In Studien konnte gezeigt werden, dass Spenglersan® Kolloid G desinfizierend und schmerzlindernd wirkt und die Narbenbildung weitestgehend verhindert. Spenglersan® Kolloid G aktiviert die Abwehrzellen im Körper und wirkt entzündungshemmend.

In zahlreichen Studien von Heinitz, Bundschuh und Engelhardt konnten folgende Ergebnisse für das Spenglersan® Kolloid A verifiziert werden:

- bessere Verteilung des Blutes in der Mikrozirkulation → Erhöhung des Sauerstoffpartial-drucks
- Absenkung des Hämatokritwertes und dadurch verbesserte Fließeigenschaften des Blutes
- größeres Stromzeitvolumen in den Arteriolen und verstärkter Abfluss in den Venolen
→ Absenkung des peripheren Strömungswiderstandes
→ Senkung des Blutdrucks bei arterieller essentieller Hypertonie[66]

Dr. med. Rainer Klopp stellte 1995 im Institut für Mikrozirkulation Berlin folgendes fest:

> *Ginkgo Meckel Tropfen führen zu einer normalisierten Mikrozirkulation sowie zu einer Verbesserung der Plättchenfunktion. Der Blutstrom reguliert sich, der normale Stoffaustausch wird wiederhergestellt und die Parenchymzellen vor Schäden geschützt.*

Unter der Therapie mit Spenglersan® Kolloid R können die CRP-Werte deutlich sinken.

> *Das „Hyper", das sich in einem übersteuerten Immunsystem zeigt und sich in der gestörten Matrix manifestiert, wird durch die immunmodulierende Therapie auf ein Normalmaß runter reguliert.[67]*

Spenglersan® Kolloid OM:

> *Vielschichtige und komplexe Immunmodulation. Als Folge des breiten Eingriffs in die Immunologie kann der Organismus über die Anregung immunkompetenter Fibroblasten das Grundsystem (Matrix) von Ablagerungen und Toxinen entschlacken und reinigen.[67]*

Spenglersan® Kolloid K stellt die Th1-Th2-Immunbalance wieder her.

Es sind keine Nebenwirkungen oder Kontraindikationen bekannt. Die Spenglersan® Therapie kann mit allen anderen Therapien kombiniert werden. Spenglersan® Kolloide können bei Säuglingen, Kleinkindern sowie bei Schwangeren und Stillenden eingesetzt werden. Die Dauer der Behandlung richtet sich nach dem Schweregrad der Erkrankung.

Plasma Therapie mit Plasma One

Das Gerät erzeugt kaltes Plasma durch Ionisierung der Umgebungsluft. Es werden keine Edelgasbeimengungen benötigt. Die Wirkung vom kalten Plasma ist hinsichtlich der Keimreduzierung durch praktische Erfahrungen in der Gynäkologie, Chirurgie und Urologie bestätigt. Die Plasmabehandlung fördert die Wundreinigung, die Durchblutung und regt die Zellteilung an.

Plasma One ist ein zertifiziertes Medizinprodukt, welches mit Akkus betrieben wird und sich durch seine Mobilität auszeichnet. Es gibt verschiedene Produktaufsätze (Sonden), die sich den

---

66   Spenglersan, Die Spenglersan® Kolloid Immuntherapie. Wissenschaftliche Untersuchungen zur Wirkweise. Spenglersan Eigenverlag, 2014.
67   Popat, Regulationsfähigkeit des Organismus steigern

Haut- und Schleimhautgegebenheiten anpassen und schnell und einfach ausgetauscht werden können.[68]

Die Behandlungsdauer und die Stufeneinstellung sind individuell nach Wundstadium auszuwählen. (Arzt)

Ulcus cruris	2 Minuten, mehrere Anwendungen pro Woche	Stufe 4	Sonde PS40
Dekubitus	2 Minuten, mehrere Anwendungen pro Woche	Stufe 4,5	Sonde PS40
Postoperative Wundinfektion	2 Minuten, mehrere Anwendungen pro Woche	Stufe 3,5	Sonde PS30

Tab. 10: Anbei ein paar Beispiele für eine mögliche Einstellung nach Erfahrungsberichten von RHREGENO® Medical

Wirkungen

- antimikrobiell
- antiseptisch
- fördern Regeneration von Gewebe
- durchblutungsfördernd

Indikationen

- chronische Wunden wie Ulcus cruris, Dekubitus
- bakterielle Infektionen
- Ekzeme
- Hautrhagaden
- Herpes Simplex
- Mykosen
- Schmerzbehandlung
- Dermatologie
- Urologie
- Chirurgie / postoperativ
- Gynäkologie

Vorteil[46]

- schmerzfreie Behandlung
- mobil einsetzbar durch Akku

---

68 Produktinformationen der Firma Rhregeno zu Plasma One, zuletzt aktualisiert am 01.04.2023. www.regeno.de/de/plasma-one. html.

Kontraindikationen

- neurologische und psychische Funktionsstörungen
- sensible Patienten, die auf elektrische Impulse reagieren
- Patienten mit starken Asthma
- Schilddrüsenüberfunktion
- Schwangere und Stillende

Säure-Basen-Haushalt

Der Säure-Basen-Haushalt im Körper wird durch verschiedene Organe und deren Puffersysteme gesteuert. Dabei versucht der Körper den pH-Wert des Blutes konstant zwischen 7,35–7,45 zu halten. PH-Werte unter 7,35 ergeben eine Azidose (Übersäuerung), pH-Werte über 7,45 nennt man Alkalose.

Eine Azidose wie eine Alkalose können zu verschiedenen Funktionseinschränkungen im Körper bis hin zu schweren Erkrankungen führen. Das entscheidende Kriterium ist dabei die Höhe der Säurekonzentration im Vergleich zum Anteil der Basen. Als Parameter wird das Verhältnis von Kohlendioxid (CO_2) zu Bikarbonat (HCO_3^-) im Blutkreislauf verwendet.[69]

Kohlendioxid kann ihre Wasserstoffionen abgeben → Säure
Bikarbonat kann ein Wasserstoffion binden → Base

Im Normalfall sorgt der Körper über seine verschiedenen Puffersysteme für ein ausgeglichenes Säure-Basen-Verhältnis.

pH-Werte von verschiedenen Organen:

Organ	pH-Wert
Speichel	6,7–7,2
Magen	2–4
Dünndarm	ca. 8
Pankreas	8,6
Blut	7,35–7,45
Haut	5,5
Intrazellulär	6,9
Urin	4,5–8
Muttermilch	6,6–7
Schweiß	6,6–7
Stuhl beim Gesunden	5,5–6,5

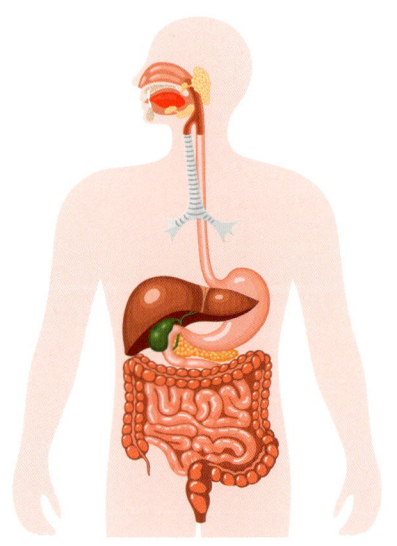

---

69   Redaktion Fachgesellschaft für Ernährungstherapie und Prävention (FETeV), *Säure-Basen-Haushalt*. zuletzt aktualisiert am 03.03.2023. www.fet-ev.eu/saeure-basen-haushalt/

Erkrankungen, bedingt durch eine Übersäuerung und deren Stoffwechseltyp nach Dr. h. c. Peter Jentschura im Hinblick auf die Wundversorgung von mir zusammengefasst:

Beim **Strukturverzehrer** verätzen und entmineralisieren Säuren den Organismus.	Verätzung: • Diabetes mellitus • Muskelschmerzen • Sehnenscheidenentzündungen • Herzinfarkt • Schlaganfall Endmineralisierung: • Pergamenthaut • Bindegewebsschwäche • Krampfadern • Osteoporose
Beim **Ausscheider** werden Haut und Schleimhäute als Ausscheidungsorgane zunehmend aktiv.	• Ekzeme • Furunkel • Abszesse • Karbunkel • Hornhaut • schlecht heilende Wunden • Ulcus cruris
Beim **Ablagerer** lagern sich die Säuren an Mineralstoffe an. Sie werden an Fett gebunden oder mit Wasser verdünnt.	• Verhärtungen • Durchblutungsstörungen • Arteriosklerose • Ödeme • Wucherungen • Übergewicht

Tab. 11 : Stoffwechseltypen und die daraus folgenden Probleme in der Wundversorgung

Bedeutung von Puffersystemen

Unser Körper verfügt über Flüssigkeiten, die sich in ihren pH-Wert trotz Hinzufügen von Säuren oder Basen kaum verändern. Man bezeichnet diese Flüssigkeiten als Pufferlösungen. Eine sehr wichtige Pufferlösung ist das Kohlensäure-Bikarbot-Puffersystem. Dabei kann der Körper vermehrt Säuren über die Lunge abatmen oder vermehrt Basen über die Nieren ausscheiden.[70]

Ziel ist ein ausgeglichener Säure-Basen-Haushalt, da verschiedene Enzyme nur in sehr engen pH-Wert-Einstellungen funktionieren können.

---

70   FETeV, *Säure-Basen-Haushalt.*

Übersäuerung (Azidose): Das basische Bikarbonat nimmt Protonen des umgebenden Milieus auf und wird selbst zu Kohlensäure. Diese zerfällt zu Wasser und Kohlendioxid, welches abgeatmet wird. Bei einer Azidose versucht der Körper mit einer verstärkten Atmung vermehrt Kohlendioxid aus dem Körper zu entfernen. Protonen können auch über die Niere ausgeschieden werden.[71]

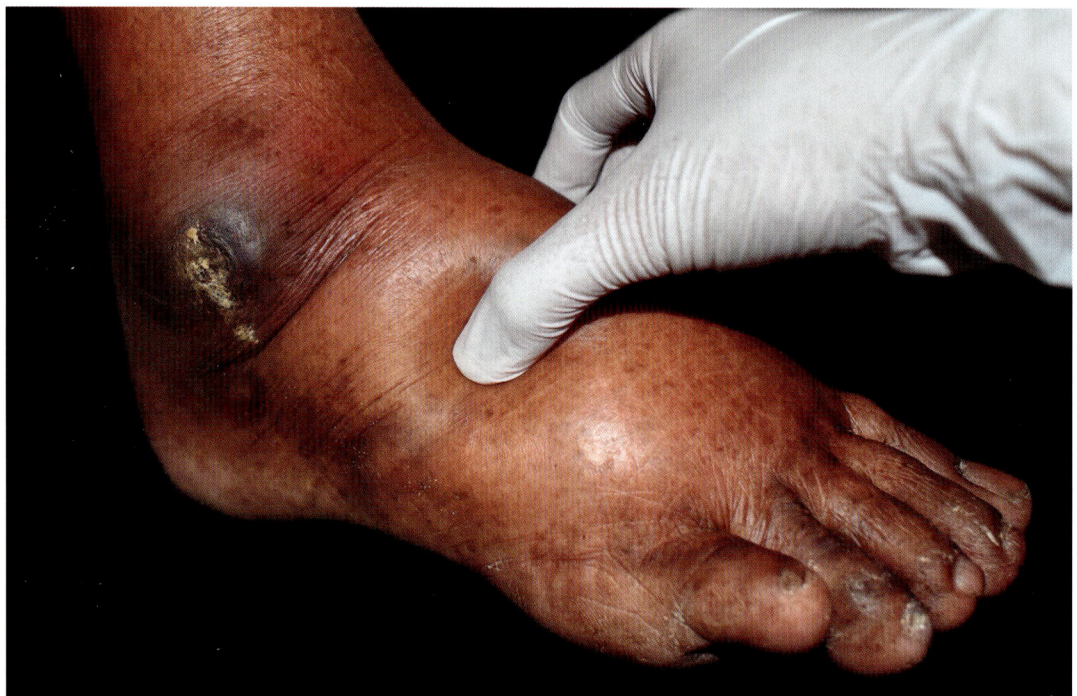

Abb. 27: Rechter Fuß mit stark ausgeprägtem Ödem, Ulcus cruris Außenknöchel rechts

Basisches Milieu (Alkalose): Kohlensäure gibt ein Proton an die basischen Hydridionen ab, die so zu Wasser reagieren. Kohlensäure wird hierdurch zu Bikarbonat, welches verstärkt über die Niere ausgeschieden wird. Durch langsameres Atmen kann zudem Kohlendioxid im Körper zurückgehalten werden.[71]

---

71   FETeV, *Säure-Basen-Haushalt.*

Regulation im Blut

Kohlendioxid gelangt aus dem Gewebe in die Blutbahn. Die roten Blutkörperchen nehmen dieses auf und wandeln es zu Kohlensäure um. Dabei wird ein Wasserstoffion abgespalten. Dieses wird an Bikarbonat gebunden und gelangt über den Blutkreislauf zur Lunge, wo es als CO^2 abgeatmet werden kann. Das freie Bikarbonat wird von den roten Blutkörperchen aufgenommen und der Vorgang läuft erneut ab.[71]

Hämoglobin ist ein weiteres wichtiges Puffersystem, welches versucht das Abfallen des pH-Wertes zu verhindern, indem es einen Teil des Kohlendioxid zurückhält. Hämoglobin gibt Sauerstoff ins Gewebe ab, dabei entsteht Desoxyhämoglobin.[72] Dieses kann Wasserstoffionen aufnehmen. In der Lunge ist Hämoglobin mit dem Sauerstoff verbunden. Dies führt zur Wasserstoffionenabgabe.

Weitere Puffer im Blut stellen Bikarbonat, Albumin und Phosphat dar.

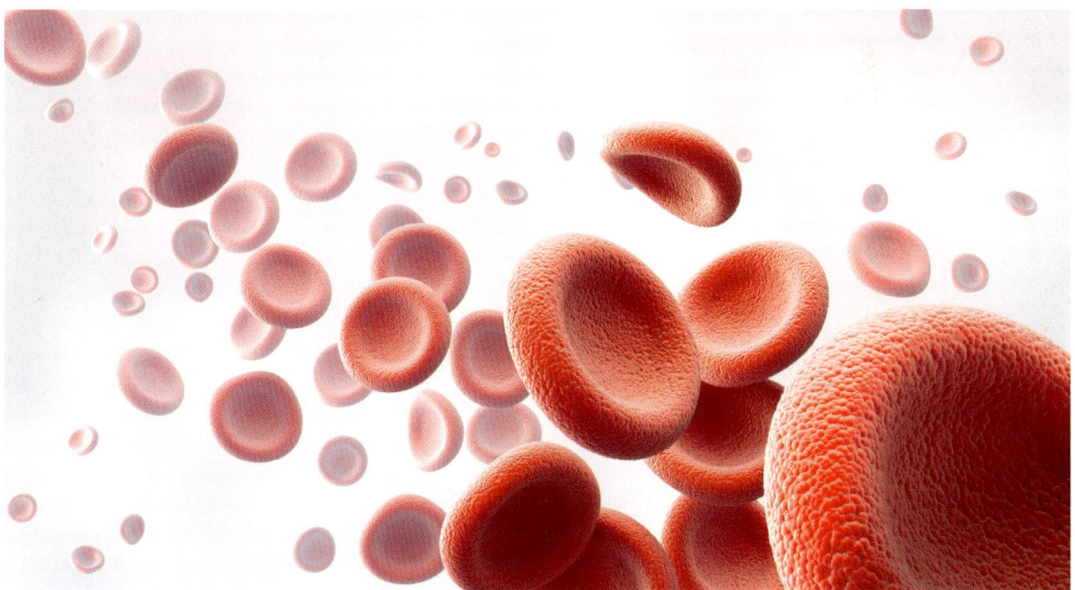

Abb. 28: Erythrozyten

---

72 FETeV, *Säure-Basen-Haushalt.*

Regulation in den Organen

An der Regulation des Säure-Basen-Haushaltes sind noch weitere Organe beteiligt.

Lungen

Durch unsere Lungen können wir große Mengen an Kohlendioxid abatmen. Kohlendioxid entsteht durch die Nährstoffverarbeitung im Citratzyklus in den Mitochondrien. Durch eine hohe Lipidlöslichkeit einerseits und einen hohen Konzentrationsgradienten andererseits wird die rasche Abgabe von CO_2 an die Außenluft gefördert, bis es der intrazellulären CO_2-Produktion entspricht. Dadurch wird der pH-Wert im Blut ausgeglichen.[73]

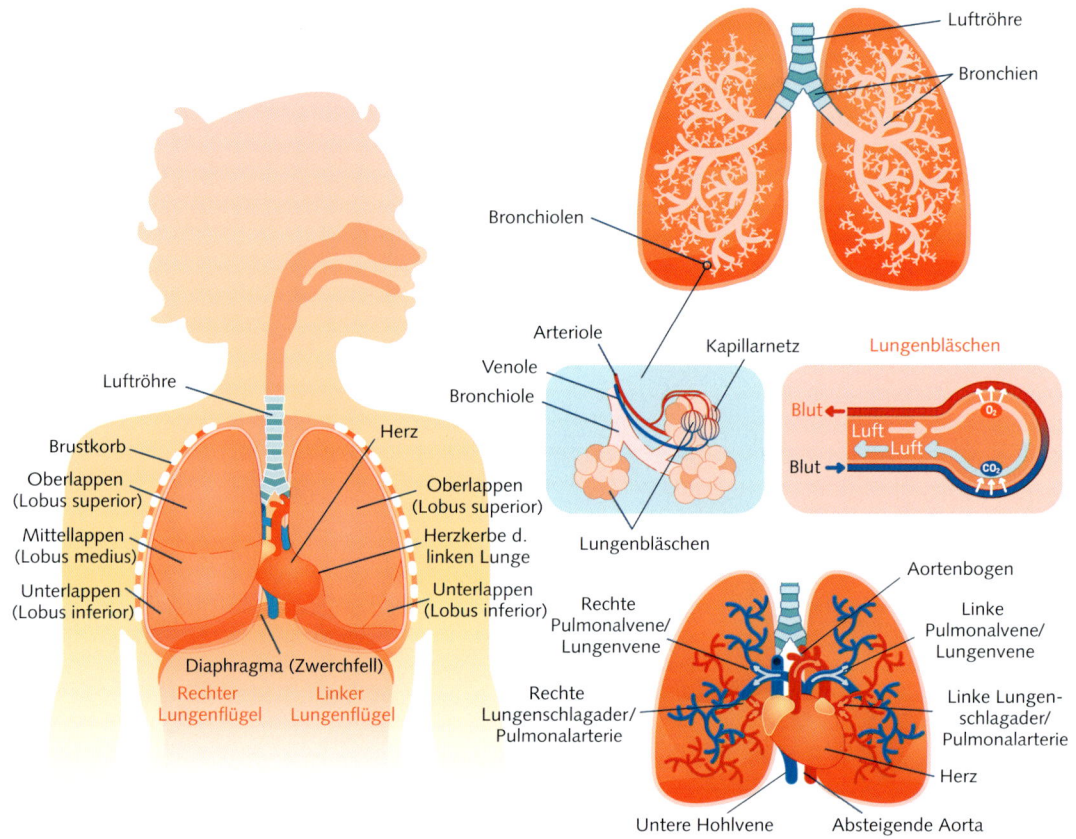

Abb. 29: Anatomie der Lunge

---

73   FETeV, *Säure-Basen-Haushalt.*

Nieren

Die Nieren haben zwei Hauptaufgaben:

1. Bildung von Bikarbonat und deren Rückresorption
2. Ausscheidung von Protonen

Die Nieren bilden Bikarbonat aus Kohlendioxid und Wasser, dadurch entsteht Kohlensäure. Kohlensäure wird gespalten zu Bikarbonat, dabei wird ein Proton freigesetzt. Das Bikarbonat wird dem Körper wieder zugeführt und an das Blut abgegeben. Das Proton wird an Hydrogenphosphat oder Ammoniak gebunden[74] und über den Harn aktiv mittels Na/K-ATPasen ausgeschieden.[74] Durch das Anbinden des Proton an Hydrogenphosphat wird ein Abfallen des Harn-pH-Wertes vermieden. Wenn kein Hydrogenphosphat mehr zur Verfügung steht, um Protonen zu binden, springt Ammoniak ein. Ammoniak entsteht, wenn die Aminosäure Glutamin zu Glutamat abgebaut wird.[74]

Ammoniak + Proton = Ammoniumoin (NH_4^+) → diese Reaktion benötigt Energie (ADP)

Natrium gelangt aus der Tubuluszelle in den Extrazellulärraum und Kalium gelangt im Austausch in die Zelle → ADP Freisetzung

Ammoniumionen sind sauer und können mit dem Harn ausgeschieden werden. Diagnostikhinweis: Vermehrte Ammoniumionen im Harn bedeuten eine systhemische Azidose.

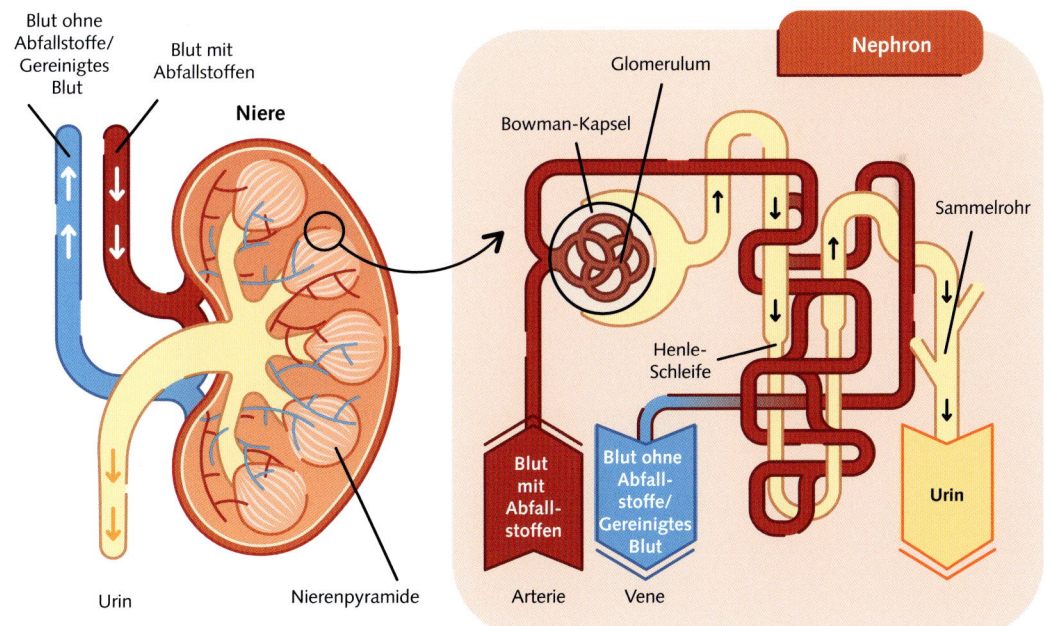

Abb. 30: Anatomie des Nephron

---

74   FETeV, *Säure-Basen-Haushalt.*

Die Bikarbonat-Rückresorption wird durch verschiedene Mechanismen erleichtert:

* Anwesenheit des Hormons Angiotensin II
* eine erhöhte CO_2-Konzentration im Blut
* die Bikarbonatkonzentrationen im Harn sowie dessen Flussrate[75]

Leber
Die Leber kann Säuren und Basen produzieren und umbauen, daher ist sie eine wichtige Schraube im Säure-Basen-Haushalt.

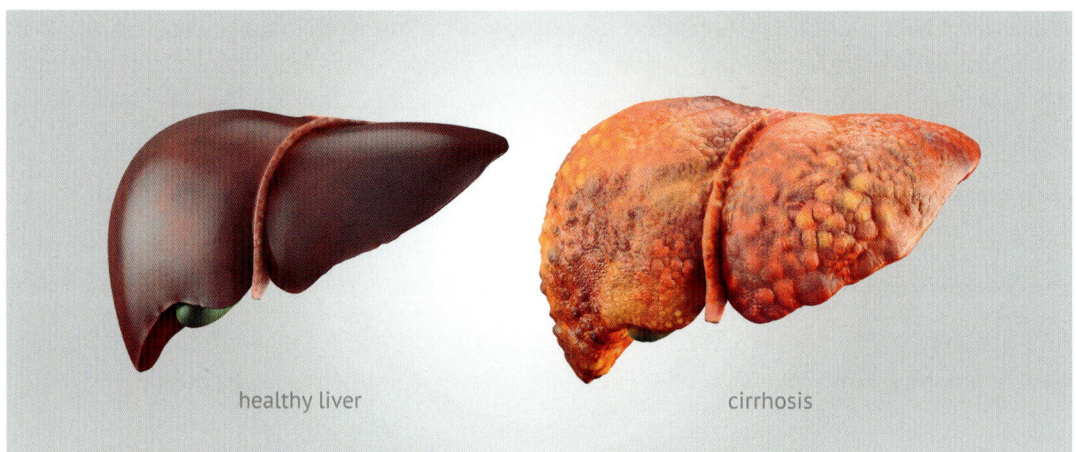
healthy liver   cirrhosis

Abb. 31: links: gesunde Leber, rechts: Leberzirrhose

Protein-Synthese
Albumin wird in der Leber gebildet. Albumin kann Kohlendioxid und Protonen an sich binden. Albumin ist ein saurer Eiweißstoff, der an der Flüssigkeitsverteilung im Körper beteiligt ist.

Substratoxidation
Beim gesunden Menschen werden Kohlenhydrate und Fette vollständig zu CO_2 abgebaut. Für diesen Prozess benötigt der Körper 1/5 des täglichen Gesamtbedarfs an Sauerstoff. Eine Erkrankung der Leber kann eine metabolische Azidose hervorrufen, wenn der Abbauprozess nicht richtig funktioniert.[75]

Aminosäuren bewirken entweder eine Ansäuerung des Gewebes, was bei den basischen Aminosäuren wie Arginin, Lysin und Histidin der Fall ist oder eine Alkalisierung, wie durch den Abbau von Glutaminsäure und Asparaginsäure. Durch unsere Ernährungsweise nehmen wir meistens schon mehr Säuren als Basen zu uns. Dieser Säureüberschuss muss wieder ausgeschieden werden.[75]

---

75   FETeV, *Säure-Basen-Haushalt.*

Ammonium-Stoffwechsel

Aminosäuren können im Körper nicht gespeichert werden. Wenn also zu viele Aminosäuren aufgenommen werden, müssen diese abgebaut, umgewandelt oder mit dem Harn ausgeschieden werden.[76] Amiosäuren werden zu Ammoniumionen abgebaut, welche mit dem Harn ausgeschieden werden können.

Knochensystem

Unsere Knochen sind die größten Speicher für unsere Mineralstoffe.
Dabei werden anorganische und organische Materialien unterschieden:
2/3 anorganisches Hydroxylapatit und 1/3 organisches Material

Hydroxylapatit:
* Puffersystem
* große Oberfläche durch Bildung kleiner Kristalle
* Phosphat und die Hydroxylgruppe können durch Karbonat ausgetauscht werden, was eine Reserve an Bikarbonat zur Folge hat.

Wenn wir im Körper eine akute Azidose, durch im Blut zirkulierende überschüssige Protonen haben, werden diese durch eingelagerte Kationen, wie Natrium, Kalium und etwas Calcium ausgetauscht. Zudem können Teile aus der Hydrathülle des Hydroxylapatits, Natrium-/Kaliumhydrogencarbonat und Natrium-/Kaliumhydrogenphosphat, mobilisiert werden.

Bei einer chronischen metabolischen Azidose wird die Osteoklastenaktivität erhöht. Dies wird durch Hormone wie Parathormon und Vitamin D3 gefördert und durch einen sauren pH-Wert stimuliert.

akute Azidose im Blut:
* Ursache: zu viele Protonen
* Folge: Freisetzung von Natrium, Kalium, Calcium aus dem Knochen → Austausch Protonen gegen Kationen

chronische metabolische Azidose (Osteoklasten werden aktiviert, wodurch der Knochenabbau und das Osteoporoserisiko steigt)
* Abhängig von: Parathormon, Vitamin D3, saurer pH-Wert im Blut[76]

---

76   FETeV, *Säure-Basen-Haushalt.*

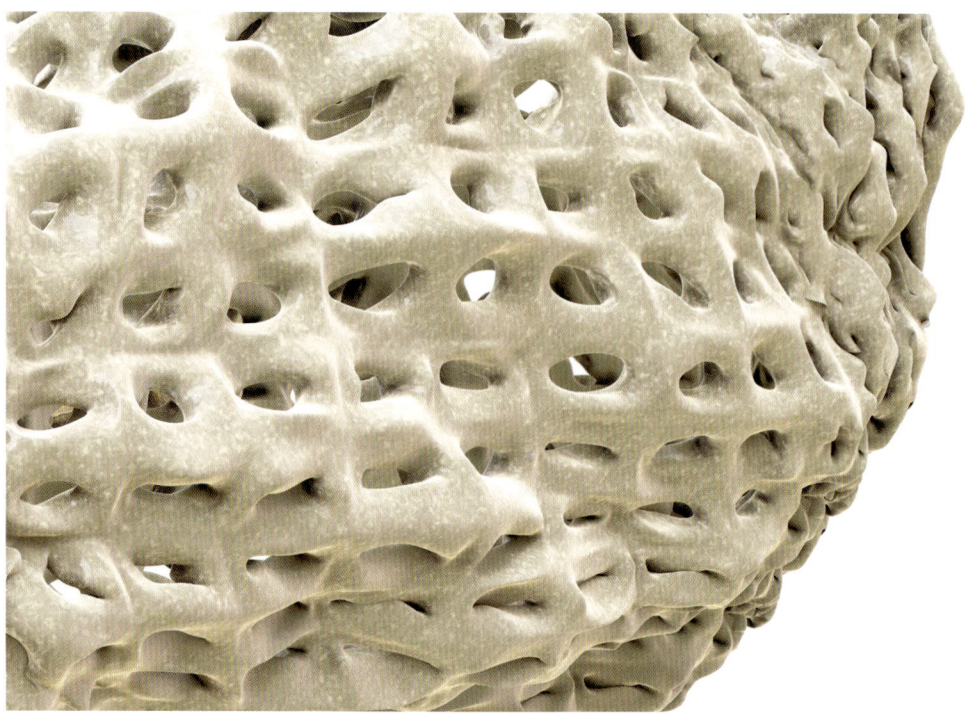

Abb. 32: Mikroskopische Ansicht der Knochenstruktur, Osteoporose

Verdauungssystem

Die Verstoffwechselung von Nährstoffen ist von bestimmten pH-Werten abhängig (siehe Tabelle pH-Werte von verschiedenen Organen, Seite 108). Wir benötigen basische pH-Werte für die Kohlenhydrat- und Fettverdauung und saure pH-Werte für die Eiweißspaltung im Magen.[77] Alle Verdauungsvorgänge sind von Enzymen abhängig, welche nur bei sehr stabilen pH-Werten arbeiten können.

Magen

Im Magen liegt ein hoher Protonengehalt (pH-Wert 2 – 4) vor. Die Parietalzellen im Magen steuern den Protonengehalt. Wir benötigen die Magensäure für die Aktivierung von Pepsin. Pepsin ist ein Enzym das für die Eiweißspaltung im Magen verantwortlich ist. Die Magensäure wirkt zudem antiseptisch und verhindert so das Eindringen von Keimen in den Körper.[77] In diesem sauren Milieu ist keine Resorption von Nährstoffen möglich, diese findet erst wieder im alkalischen Bereich (Dünndarm) statt.

---

77   FETeV, *Säure-Basen-Haushalt.*

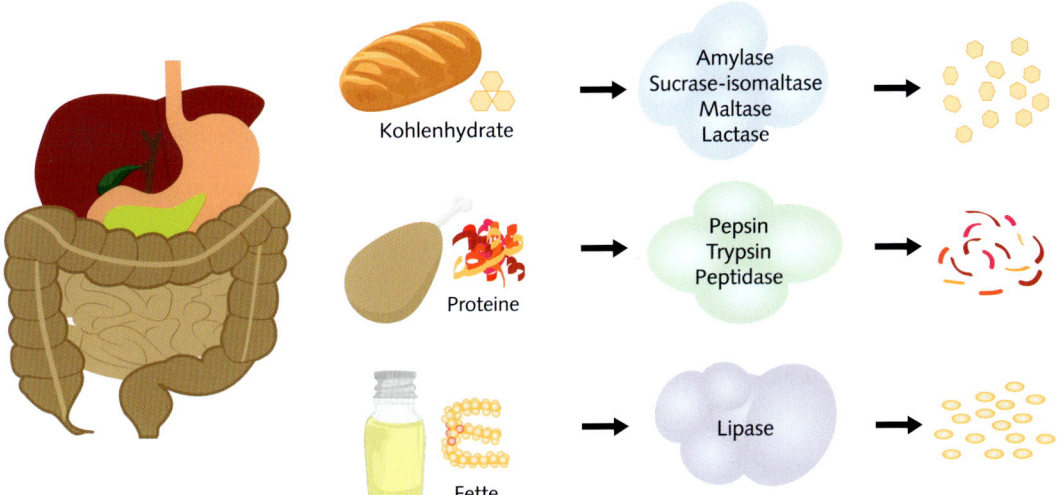

Abb. 33: Enzymatische Spaltung der Makronährstoffe

Dünndarm

Im Dünndarm ist der pH-Wert wieder im alkalischen Bereich. Dies ist auf die bikarbonatreiche Gallensäure und den Pankreassaft zurückzuführen, welche in den Duodenum (Zwölffingerdarm) fließen. Im Dünndarm wird die Nahrung zerkleinert, um sie für die Nährstoffaufnahme vorzubereiten.

Dickdarm

Im Dickdarm wird durch die Darmflora das Milieu wieder saurer. Unverdaute Nahrungsreste werden noch ausgeschöpft und der Darminhalt wird mittels Wasserentzug eingedickt.

Auswirkung der Ernährung

Wie wir sehen können, ist die Ernährung nur zu einem Bruchteil an einer Übersäuerung beteiligt, denn durch den Kohlenhydrat- und Fettstoffwechsel entstehen hauptsächlich nur Kohlendioxid und Wasser. Kohlendioxid kann über die Lungen abgeatmet werden. Wenn dieser Abbauprozess aber aufgrund von Erkrankungen nicht mehr vollständig durchgeführt werden kann, werden Säuren im Körper angesammelt. Durch den Proteinabbau entstehen immer zusätzlich Säuren (Sulfat, Phosphat) und Basen, die ausgeschieden werden müssen.[78] Wenn die Puffersysteme erschöpft sind und die Säuren nicht ausgeschieden werden können, verschiebt sich der pH-Wert im Blut.

---

78   FETeV, *Säure-Basen-Haushalt.*

Diagnostik:
- pH-Wert im Blut + Pufferkapazität

Folgende **Faktoren** müssen auch beachtet werden:
- chemische Zusammensetzung der Nahrung (Mg, Ca, P, Na, K, Cl, Proteingehalt)
- unterschiedliche Absorptionsrate der verschiedenen Nährstoffe
- im Alter nimmt die Nierenfunktion ab

Fazit:

Eine ausgewogene Ernährung kann beim gesunden Menschen keine Azidose hervorrufen. Bei verschiedenen Organerkrankungen kann ein Überschuss an Säuren nicht mehr richtig gepuffert werden. Eine säurehaltige Ernährung kann den Körper zusätzlich belasten.

Dennoch brauchen wir säurebildende Nahrungsmittel, da uns diese mit essentiellen Stoffen versorgen.

Metabolische Azidose

Unter diesem Begriff versteht man ein Ungleichgewicht zwischen Säuren und Basen. Das bedeutet, dass zu viele Säuren im Körper vorhanden sind. Diese Form der Azidose ist stoffwechselbedingt.

Bei einer **Additionsazidose** werden zu viele Säuren gebildet oder mit der Nahrung aufgenommen. Sie reichern sich im Körper an. Gründe hierfür sind unter anderem:

- die Entstehung einer Ketoazidose (durch Diabetes mellitus, Hunger, Alkohol, Fieber, Hypermetabolismus, bestimmte Stoffwechselerkrankungen)
- die Entstehung einer Laktatazidose (durch Hypoxie, Operationen, neurologische Erkrankungen, Leberzirrhose)
- Stress
- Intoxikationen (durch Salizylsäure, Ammoniumchlorid, Methylalkohol, Glykol)
- Umweltschadstoffe
- übermäßige Darmgärungen
- Aufnahme über die Nahrung[79]

Die **Verlustazidose** ist durch einen verminderten Basengehalt charakterisiert. Eine Ursache ist der erhöhte Verlust von Basen durch Durchfall. Die andere Ursache kann durch eine zu geringe Produktion entstanden sein (Darmverschluss, Darmentzündung, Fisteln des Darms, der Galle, des Pankreas, verringerte Bikarbonat-Ausscheidung der Parietalzellen).

79　Gesundheitslexikon, „ Ursachen: Metabolische – stoffwechselbedingte – Azidose. zuletzt aktualisiert am 04.04.2023, www.gesundheits-lexikon.com/Mikronaehrstoffmedizin-Praevention-und-Therapie-mit-Mikronaehrstoffen-Vitalstoffen-/-Stoffwechsel bedingte-Azidose/Ursachen-.html.
Wikipedia, „Anionenlücke". zuletzt aktualisiert am 04.04.2023, https://de.wikipedia.org/wiki/Anionenl%C3%BCcke#Vergr%C3%B6%C3 %9Ferte_Anionenl%C3%BCcke_(Additionsazidose.

Bei einer **Retentions- oder renalen Azidose handelt es sich um die unzureichende Ausscheidung von H+-Ionen** aufgrund einer gestörten Nierenfunktion.

Ein extrazellulärer Kaliumüberschuss bewirkt ein Einströmen von Kalium in die Zellen, woraufhin Wasserstoffionen abgegeben werden und schließlich in die Blutbahn gelangen. Dann sprechen wir von einer **Verteilungs- oder hyperkaliämischen Azidose**.

Eine **Verdünnungsazidose** entsteht infolge der Senkung des Bikarbonatgehalts durch eine übermäßige Zufuhr neutraler Lösungen.

Eine **Transfusionsazidose** wiederum kann durch eine Bluttransfusion mit Erythrozytenkonzentrat auftreten.

Kompensationsmechanismen:

- Kussmaul-Atmung zur gesteigerten Ausscheidung von CO_2
- erhöhte renale Bikarbonat-Reabsorption
- verstärkter Glutamatzyklus
- geringerer Harnstoffzyklus[80]

Längerfristig kann es auch zum Knochenabbau kommen, da hier große alkalische Reserven mobilisiert werden können.[81]

Respiratorische Azidose

Die respiratorische Azidose tritt selten auf, da bei erhöhten Kohlensäurespiegeln dieses einfach abgeatmet wird. Durch schwere Lungen- oder Thoraxerkrankungen, Vergiftungen, Behinderung der Ventilation, kriminellen Tätlichkeiten / Unfällen kann es jedoch zu dieser Form der Azidose kommen.

Kompensationsmechanismen:
- Aufnahme von CO_2 in die Zellen
- Bildung von Kohlensäure, die wieder neutralisiert werden muss
- erhöhte Reabsorption von Bikarbonat in der Niere
- gesteigerte Eliminierung von Chlorid
- der Ammonium-Stoffwechsel wird vorwiegend über den Glutamat Weg geregelt, wohingegen der Harnstoffzyklus weitestgehend eingestellt wird[82]

---

80   Beth Sissons, „Azidose: Arten, Symptome, Komplikationen und Behandlung". zuletzt aktualisiert am 04.04.2023, www.doktor.top/azidose-arten-symptome-komplikationen-und-behandlung/.
81   *Pascoe-Kompendium – Therapeutisches Handbuch und Präparateverzeichnis.* (Gießen: 2020), S.833.
82   Wikipedia, „Respiratorische Azidose". zuletzt aktualisiert am 04.04.2023, www. de.wikipedia.org/wiki/Respiratorische_Azidose DocCheck Flexikon, „Respiratorische Azidose". zuletzt aktualisiert am 04.04.2023, https://flexikon.doccheck.com/de/Respiratorische_Azidose.

Einfluss der Ernährung

Empfehlungen lauten 80 % basische Lebensmittel und 20 % saure Lebensmittel.

Basen Lieferanten

Gemüse, Kartoffeln, Früchte, Kräutertee, Sahne, Sprossen, neutrale pflanzliche Öle, Auberginen, Blumenkohl, Broccoli, Chicorée, Feldsalat, Fenchel, Grünkohl, Gurken, Knoblauch, Kohlrabi, Zitronen, Obst, Kräuter, Salat, Wurzelkraft, Hirse, Quinoa, Amarant, Buchweizen, MorgenStund, Tischleindeckdich, Kartoffeln, Obstsaft als Schorle, Nüsse, Mandeln, Kastanien, Reis-Hafer-Mandelmilch

Neutrale Lebensmittel

- Leinöl, Rapsöl, Olivenöl, Kokosfett, Butter, Sahne
- Leinöl, Rapsöl, Olivenöl, Kokosfett → Omega 3-FS

Säurebildner

Fleisch, Wurstwaren, Fisch, Käse, Quark, Eier, Hülsenfrüchte, Vollkorngetreide, Nüsse, Zucker und Süßwaren, Kaffee, Alkohol, Reis und Teigwaren, Soja+ -produkte, Lupinen Produkte, Dinkelmehl+ -produkte, Leinölquark, Agavendicksaft, Honig, Milch+ -produkte

Meiden sollte man

- Schweinefleisch, Wurstwaren, Alkohol
- Zucker, Süßstoffe, Süßwaren
- Fast-Food und Fertigprodukte
- Weißmehl, Soft- und Energy-Drinks
- salzige Knabbereien
- fruktosehaltige Getränke und Süßwaren
- Sonnenblumenöl → Omega 6-FS → entzündungsfördernd

PRAL-Wert (Potential Renal Acid Load)

Der Zahlenwert in meq / 100 g gibt an, ob das jeweilige Nahrungsmittel einen basischen (B, negatives Vorzeichen) oder säurenden (S, positives Vorzeichen) Effekt auf den Säure-Basen-Haushalt hat.

Auberginen   B -3,4

Gouda   S +18,6

Im Internet gibt es verschiedene Anbieter, die PRAL-Wert-Listen zur Verfügung stellen. Im Anhang finden Sie einige Links zu den PRAL-Wert-Listen.

Vorteile von glutenfreien Produkten

- Quinoa, Hirse, Buchweizen, Amarant, Reis und Mais
- leicht verdaulich
- hoher Gehalt an Vitalstoffen
- hochwertige Fettsäuren
- weniger säureüberschüssig als glutenhaltige Getreide
- hohe biologische Wertigkeit des Eiweißes
- Ballaststoffquelle

Nahrungsergänzungsmittel (Wurzelkraft)

- Natur pur
- omnimolekular
- Lebensmittel aus über 100 naturbelassenen Pflanzen

Cave
Allergien beachten

- zu 52 % Rohkostqualität
- ideale Ergänzung zur täglichen Ernährung
- zur Immunstärkung
- zum Auffüllen der Mineralstoffspeicher
- ideal zur Entschlackung, Regenerierung und Straffung des Gewebes

Eiweißquellen

		Eiweißgehalt pro 100 g Lebensmittel
tierisch	Fisch – Lachs	20 g
tierisch	Fleisch – Pute	24 g
tierisch	Ei	13 g
tierisch	Käse – Emmentaler	28 g
tierisch	Quark	13 g
pflanzlich	Bohnen und Linsen	10 g
pflanzlich	Tofu	8 g
pflanzlich	Haferflocken	15 g
pflanzlich	Amarant	14 g
pflanzlich	Mandeln	24 g

Tab. 12: Eiweißquellen

Welches Öl für welche Speisen?

Salate	• Walnussöl • Rapsöl • Hanföl • Leinöl • Omega-3-Fettsäuren reichlich vorhanden • Olivenöl • hochwertig kaltgepresste Öle
Dünsten	• Kokosfett
Braten	• Kokosfett/-öl • Palmkernfett • Ghee • rotes Palmöl • Olivenöl
Backen	• Butter • Kokosfett
Streichfett	• Butter • vegetarischer Brotaufstrich
Tipp	• Öle variieren, um ein gutes gemischtes Verhältnis von Omega 3-FS und Omega 6-FS zu erhalten • hochwertige Öle in abgekühlte Speisen geben

Tab. 13: Ölkunde

Weitere Tipps

• vielseitig essen
• saisonal
• regional
• mediterran
• möglichst wenig verarbeitet und naturbelassen
• Darmverträglichkeit u. a. Unverträglichkeiten berücksichtigen
• in der Säure-Basen-Balance
• ballaststoffreich
• viel Trinken (30 ml / kg Körpergewicht)
• langsam und genussvoll essen

Wenn es Schwankungen im Säure-Basen-Haushalt gibt, wirkt sich das auch auf die Wundversorgung aus. Denn wie wir gesehen haben, sind viele Organe an der Erhaltung eines stabilen pH-Werts des Blutes von Nöten.

pH-Werte in der Wundversorgung:

- intakte Haut: pH-Wert zwischen 4–6,3 = „Säureschutzmantel"
- akute Wunde/ physiologische Wundheilung: pH-Wert 5–7,5
- chronische Wunde: pH-Wert 7,5–9
- Enzyme sind pH-abhängig
- pH-Wert variiert in den verschiedenen Wundheilungsphasen
- pH-Wert Messinstrumente, Indikatorpapier gibt maximal Auskunft über 1 cm der Wunde
- alkalische pH-Werte: Kolonisation von Bakterien wird gefördert → Biofilm
- saurer pH-Wert fördert die Proliferation von Fibroblasten und die Sauerstofffreisetzung im Gewebe[83]

Ernährungsberatung: Pflege

Ernährungstherapie: Arzt, Heilpraktiker

Eigenharnbehandlung

Die Eigenharnbehandlung ist in Indien kaum wegzudenken. Es gibt eigens dafür ärztlich geleitete Harn-Therapiezentren. Daher werden die hier vorgestellten Indikationen aus den indischen Behandlungskonzepten herausgearbeitet. Die ayurvedischen Texte berichten auch vermehrt über die Eigenharnbehandlung bei verschiedenen Erkrankungen. In Europa ist die Eigenharnbehandlung in England seit einigen Jahrhunderten bekannt, in Deutschland wird sie gern als schmutzige Therapieart verurteilt.

Es gibt 3 wesentliche Hauptmerkmale der Eigenharnbehandlung:

1. Eiweißgehalt, induziert immunologische Prozesse
2. Mineralstoffgehalt (Vitamine, Enzyme, Hormone) wird zur Rehydratation genutzt
3. Harnstoffgehalt mit unterschiedlichen Wirkungen

Wirkungen von Harnstoff

- wirkt antibakteriell, antiviral und antimykotisch
- mineralstoffreich → basenbildnerreich → bindegewebestimulierend
- Einfluss auf Proteolyse
- wirkt auf die Enzymkaskaden des Immunsystems ein
- Selbstregulation des Organismus wird beeinflusst

---

83 Dr. J. Dissemond, M. Witthoff, T. C. Brauns, D. Haberer, M. Goos, „Die Dermatologie". *pH-Wert des Milieus chronischer Wunden – Untersuchungen im Rahmen einer modernen Wundtherapie*. 10/2003, S.962–964.
J. Dissemond, „Hartmann WundForum", *Die Bedeutung des pH-Wertes für die Wundheilung*. 7/2017, 1, 15-19.
L. A. Schneider, A. Korber, S. Grabbe, J. Dissemond, „Arch Dermatol Res". *Influence of pH on wound-healing: a new perspective for wound-therapy*. 2/2007, S.416, 298(9):413-20, doi:10.1007/s00403-006-0713-x.
E. M. Jones, C. A. Cochrane, S. L. Percival, „Advances in Wound Care". *The Effect of pH on the Extracellular Matrix and Biofilms*. 7/2015,S.433, 4(7): 431–439, doi:10.1089/wound.2014.0538.

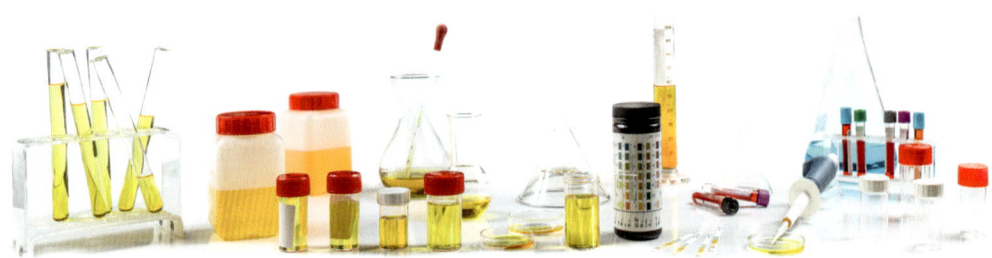

Ziel der Eigenharnbehandlung ist die Aktivierung von Entgiftungs- und Abwehrmechanismen im Organismus.

Anwendungsformen der Eigenharnbehandlung sind unter anderem Einreibungen, Wickel, Packungen, Gurgeln, Teilbäder, Zähneputzen, Trinkkuren, Harnfasten, Einläufe, Spülungen, Harninhalationen und Injektionen.

Die Eigenharnbehandlung hat sich bei folgenden Indikationen in Indien bewährt:

- Diabetes mellitus II → Harnfastenkur, Einreibungen beim Harnfasten, unbedingt Blutzucker-werte mehrmals täglich kontrollieren und ans Antidiabetikum denken
- Diabetes mellitus Typ I → Harnfastenkur, Ganzkörpermassage, Einreibungen, tägliches Trinken
- Ekzeme → Ganzkörpereinreibungen, Trinkkuren, Harnfasten → alten Urin verwenden
- Altershaut, Risse, Schrunden → Einreibung mit altem und frischem Harn
- Mykosen → heiße Harn-Bäder
- Verbrennungen → Übergießen mit frischem Harn, Behandeln mit altem Harn
- infizierte Wunden → Packungen mit altem Harn
- Wundliegen → Einreibungen
- Krampfadern → Einreibungen 2x täglich, Harnfasten

Nebenwirkungen

Bei empfindlichen Personen kann eine Erstverschlimmerung auftreten. Diese kann sich durch Symptome wie Müdigkeit, Unwohlsein, Übelkeit, Reizbarkeit oder Durchfall zeigen, welche aber häufig nach wenigen Stunden bis Tagen wieder abklingen.

Anordnung Arzt oder Heilpraktiker.

Laser-Therapie

Die Lasertherapie kann sowohl bei akuten Wunden (Schnitt-, Quetsch-, Platz-, Riss-, Schürf- und Brandwunden) sowie bei chronischen Wunden eingesetzt werden. Sie unterstützt die primäre aseptische Wundheilung, vermindert die Infektionsanfälligkeit, wirkt schmerzlindernd und kann die Narbenbildung positiv beeinflussen.

Es gibt verschiedene Laserarten:
- Niedrigenergie-Laser (Low-Level-Laser, Softlaser, Low Power Laser) (Arzt, Heilpraktiker)
- Hochenergie-Laser (Hardlaser, High Power Laser) (Arzt)
- Haemo-Laser® (Arzt, Heilpraktiker)

In der Wundversorgung schauen wir uns die Niedrigenergie-Laser genauer an.

Folgende Aspekte charakterisieren diese Laser-Art:

- kalte Strahlung
- schmerzarme Anwendung
- Gewebewirkung 630–1000 nm
- Tiefenwirkung 760–860 nm
- Photobiostimulation

Die Photobiostimulation hat folgende Regulationsprinzipien:[84]

- zelluläres Wirkprinzip
- zirkuläres Wirkprinzip
- antiödimatöses Wirkprinzip
- antiphlogistisches Wirkprinzip
- gewebsreparatives Wirkprinzip
- analgetisches Wirkprinzip

Die Low-Level-Laser-Therapie greift in den Zellstoffwechsel ein und setzt biochemische Prozesse in Gang, die die Wundheilung beschleunigen und zur Schmerzreduktion beitragen. Dabei bewirkt das absorbierte Laserlicht in den Zellen eine bessere Verfügbarkeit von Adenosintriphosphat, kurz ATP. ATP ist unsere Energiequell.[84] Durch die bessere ATP-Versorgung in der Zelle werden die Fibroblasten aktiviert und die Epithelisierung vorangetrieben. Die Makrophagen sind dadurch aktiver und es findet eine stärker ausgeprägte Phagozytose statt.[85]

Durch die Lasertherapie werden schmerzlindernde Botenstoffe/Neurotransmitter wie Serotonine und Endorphine freigesetzt, hingegen Bradykine und Prostaglandine gehemmt.

Durch Freisetzung der Botenstoffe kann auch eine antientzündliche Wirkung begünstigt werden. Wird die Entzündung beseitigt, kann eine bessere Blutzirkulation stattfinden und Ödeme können schneller und effektiver abgebaut werden.

---

84 Bringmann, *Low Level Lasertherapie*
85 Low-Level-Laser-Therapie, zuletzt aktualisiert am 04.04.2023. www.wundambulanz.at/low-level-laser-therapie/

Die Low-Level-Laser-Therapie steigert die Lebensqualität von Patienten mit chronischen Wunden durch eine deutlich schnellere Wundheilung. Zudem ist die Therapie nebenwirkungsarm und gut verträglich sowie schmerzarm. Nur bei einer Überdosierung können Symptome wie Schwindel, lokales Erythem oder leichte Müdigkeit auftreten. Die Therapiezeit kann verkürzt werden, dadurch reduziert sich auch die Kostenbelastung durch Verbandsmaterial / Pflegedienst. Ödeme und Schwellungen können gut stimuliert werden und Wundinfektionen werden verringert.

In der Wundversorgung werden Punktbestrahlung (PS), Flächenbestrahlung (FS) und Laserakupunktur (LP) eingesetzt. Dabei wird das Arndt-Schulz-Gesetz bei der Anwendung berücksichtigt: schwache Reize fördern, starke Reizen hemmen und sehr starke Reize zerstören.[86]

Die Flächenbestrahlung wird mit einem Abstand von 10–20 cm bei einem Flächenlaser und mit einem Abstand von 1–3 cm bei einem Handlaser durchgeführt. Dabei wählt man eine Strahlendosis von etwa 2–4 Joule/qcm. Tiefere Wunden erfordern häufig eine höhere Strahlendosis mit etwa 6–8 Joule/qcm. Bei der punktuellen Bestrahlung wählen wir häufig Akupunktur- oder Triggerpunkte aus, die mit einer Bestrahlungsstärke von 2–4 Joule/qcm behandelt werden.

Anbei eine kleine Übersicht über mögliche Behandlungskonzepte in der Wundversorgung[86]:

Wunde primäre Wundheilung	• Behandlungsanzahl: bis 10 • Behandlungsfrequenz: täglich • Behandlungsform: PS, FS • Einzeldosis (J / qcm): 3–6
Wunde sekundäre Wundheilung	• Behandlungsanzahl: bis 15 • Behandlungsfrequenz: 3–4x pro Woche • Behandlungsform: PS, FS • Einzeldosis (J / qcm): 3–4
postoperative Fistel	• Behandlungsanzahl: bis 15 • Behandlungsfrequenz: 2–3x pro Woche • Behandlungsform: PS • Einzeldosis (J / qcm): 3–5
Narbenkeloid	• Behandlungsanzahl: bis 15 • Behandlungsfrequenz: 3–5x pro Woche • Behandlungsform: PS, FS • Einzeldosis (J / qcm): 6–8
Dekubitus	• Behandlungsanzahl: 10–20 • Behandlungsfrequenz: 3–5x pro Woche • Behandlungsform: PS, FS • Einzeldosis (J / qcm): 4–6

---

86   Bringmann, *Low Level Laser Therapie.*

Ulcus cruris arteriosum	• Behandlungsanzahl: 10–20 • Behandlungsfrequenz: 2–3x pro Woche • Behandlungsform: FS, LP • Einzeldosis (J / qcm): 4–8 • Akupunkturpunkte: B40, B57, B61, Di11, 3E10, M35, MP5, MP6, MP11
Ulcus cruris venosum	• Behandlungsanzahl: 20–30 • Behandlungsfrequenz: 2–3x pro Woche • Behandlungsform: FS, LP • Einzeldosis (J / qcm): 4–7 • Akupunkturpunkte: B3, B20, B40, B59, M33, M36, M40, MP2, MP7, MP10, MP9
diabetisches neuropathisches Druckulcus	• Behandlungsanzahl: 20–30 • Behandlungsfrequenz: 2–3x pro Woche • Behandlungsform: FS, LP • Einzeldosis (J / qcm): 6–8 • Akupunkturpunkte: B57, G35, G44, M35, MP5, N2, N3

Tab. 14 : Laser-Therapie in der Wundversorgung

Vor der Behandlung sollte die zu bestrahlende Hautpartie sorgfältig von Salben, Cremes, Nekrosen oder Schmutz gereinigt werden. Haare sollten im Laserbereich entfernt werden. Die Hautbeschaffenheit und die Hautpigmentierung sollten mit beachtet werden, denn diese können Hinweise auf die Menge der Dosis geben. Zudem sollte man wissen, welches Gewebe man behandeln will und daraus die erforderlichen Dosisanpassungen ableiten.[87] Hinzu kommen noch die bestrahlungsstechnischen Aspekte, wie man welchen Laser auf welchem Gewebe anzuwenden hat und wann man eine Hautfolie zum Schutz integrieren sollte.

Nach der Behandlung sollten Pflegeprodukte für 1–2 Tage vermieden werden sowie ein Solariumbesuch/Sonnenbaden. Auf Ginkgo, Johanniskraut, NSAR, Tetracycline sollte ebenfalls verzichtet werden, da sie zu den photosensibilisierenden Substanzen zählen. Wenn es zur Rötung und Schwellung nach Bestrahlung kommt, kann man für 20 Minuten eine Kühlkompresse auflegen.

Folgende Indikationen ergeben sich für die Low-Level-Laser-Therapie bei Patienten mit Wunden:
• Wundheilungsstörungen
• Narbenbehandlung
• Schmerzbehandlung
• Entzündungen
• Ulcus cruris

---

87 Bringmann, *Low Level Laser Therapie*.

- Dekubitus
- Verbrennungen

- Nachbehandlung von Hauttransplantationen
- postoperative Wundversorgung
- Stumpfschmerzen
- Phantomschmerzen
- Stumpfprothesendruckstellen[88]

Kontraindikationen

- Lichtdermatose
- Malignome und Präkanzerosen
- unbehandelte Epilepsie
- endokrine Organe
- Gravidität
- Kontraindikationen der Akupunktur gelten auch für die Laserakupunktur[89]
    - keine Bestrahlung der Schilddrüse bei Fehlfunktionen
    - keine Bestrahlung im Unterbauch- und Lendenbereich während der Schwangerschaft
    - keine Bestrahlung von Hoden und Eierstöcken
    - keine Bestrahlung von malignen Gewebe oder Muttermalen
    - keine Bestrahlung im Augenbereich
    - keine Bestrahlung ohne exakte Diagnose
    - keine Bestrahlung von offenen Fontanellen bis zum 2. Lebensjahr
    - keine Bestrahlung von Epiphysenfugen bei heranwachsenden Kindern
    - keine Bestrahlung vom Thorax bei dekompensierter Herzinsuffizienz und Herzrhythmus-störungen
    - keine Bestrahlung bei dermalen Streptokokkeninfektionen
    - keine Bestrahlung bei Exanthemen und Dermatosen
    - keine Bestrahlung bei Herzschrittmachern im Implantatsbereich
- bei Zytostatika, Immunsuppressiva, hochdosierter Kortikoidgabe und arsenhaltigen Medikamenten aufgrund von einer erhöhten photoallergischen Bereitschaft nicht lasern[89]

Neben der Low-Level-Laser-Therapie kann die **Haemo-Laser®-Therapie** unterstützend in der Wundversorgung eingesetzt werden.

---

88 Low-Level-Laser-Therapie, https://www.wundambulanz.at/low-level-laser-therapie/.
89 vgl. Bringmann, *Low Level Laser Therapie*. S.59–61.

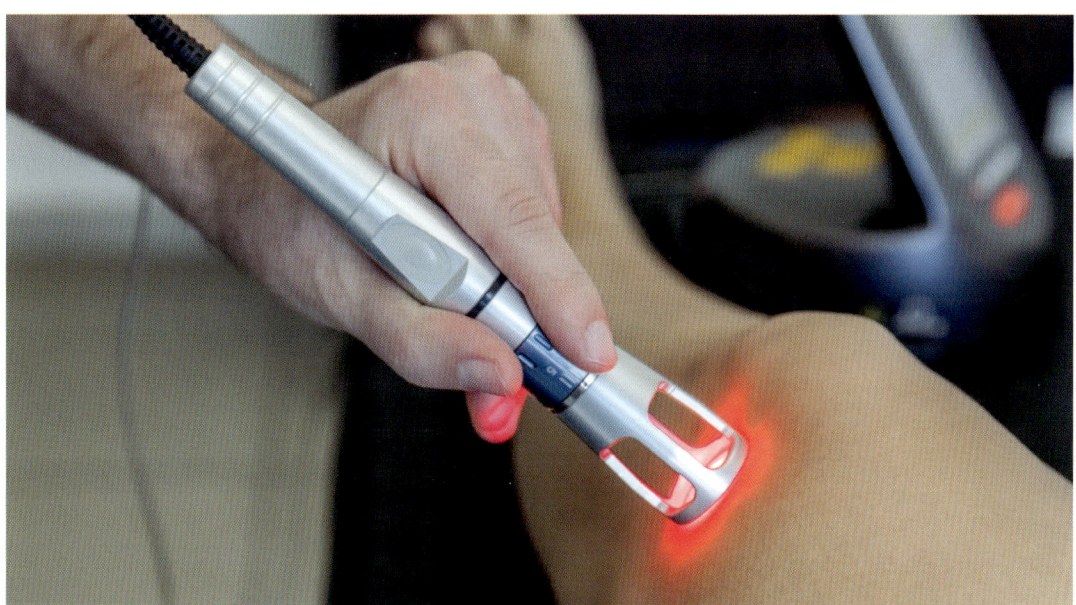

Die Haemo-Laser-Therapie zählt zu den regulatorischen Therapieverfahren. In einer Injektionskanüle befindet sich eine dünne Glasfaser, mittels der das Blut direkt bestrahlt werden kann. Die Eigenschaften des Blutes können so direkt verändert werden. Hier ist die Fließeigenschaft des Blutes zu betonen. Eine bessere Durchblutung führt zu einer besseren Sauerstoffversorgung von Zellen und Gewebe. Die Stoffwechselprozesse in den Zellen werden durch die verbesserte Sauerstoffversorgung angeregt. Immunologische Prozesse werden aktiviert und die Wundheilung kann unterstützt werden.

Therapieempfehlung: 10 Anwendungen mit je einer Dauer von 30 Minuten

Indikationen für den Haemo-Laser®

- Durchblutungsstörungen
- Durchblutungsförderung und Regeneration bei Schlaganfallpatienten
- Durchblutungsförderung zur Verbesserung der Wundheilung (ideal in Kombination mit lokaler Low-Level-Lasertherapie)
- Schmerzreduktion bei rheumatischen Erkrankungen
- Fettstoffwechselstörungen (Senkung von LDL-Cholesterin und Triglyceriden)
- Reduktion des Blutzuckerspiegels bei Diabetes Typ II-Patienten[90]

---

90 Martina Bettschar, „Die Wundmanagerin". Haemo-Laser Therapie TEIL1: Was ist das? Und wie wird sie durchgeführt?. 28.11.2018. zuletzt aktualisiert am 04.04.2023. https://www.diewundmanagerin.at/blog/2018/haemo-laser-therapie-teil1/.

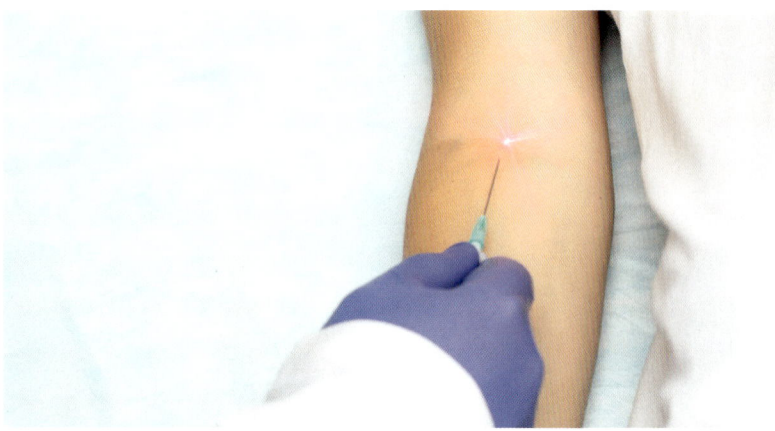

Abb. 34: Hämo-Laser-Infusion

Infusionstherapie und Injektionstherapie

Mit der Infusions- und Injektionstherapie lassen sich Nährstoffdefizite gut ausgleichen, wenn eine Ernährungsumstellung oder eine Nahrungsaufnahme oral nicht möglich ist. Menschen mit chronischen Wunden sind meist schon etwas älter, die Nahrungsaufnahme ist durch schlecht-sitzende Prothesen eingeschränkt, die Nahrungsmittelunverträglichkeiten nehmen zu und die Lebensmittelauswahl ist begrenzt. Wenn dann auch noch Resorptionsstörungen vorhanden sind, ist eine Unterversorgung vorprogrammiert.

Eine Infusions- und Injektionstherapie kann stationär im Krankenhaus, ambulant zu Hause oder in der Praxis durchgeführt werden. Ich möchte nur ein paar Beispiele darstellen, die sich in der Praxis bewährt haben.

Prä/Post OP, Entzündung, Wundheilung → Kollagensynthese

Pascorbin 7,5 g Ascorbinsäure / 50 ml
→ Trägerlösung 100 ml NaCl 0,9 %

- präoperativ: 1 Tag vorher eine Infusion
- postoperativ: 1 – 3 Tage eine Infusion täglich, dann 2 – 4 Wochen je 1 – 2 Infusionen pro Woche
- Vitamin C ist essentiell für neuro-sensorische und immunologische Wundheilungsprozesse, Vaskularisation und Durchblutung, Synthese von Kollagenfasern und Grundumsatz
- Vitamin C-Mangel führt zu postoperativen Komplikationen wie Infektionen, Ödemen und Wundheilungsstörungen[91]
- vor Hochdosisinfusionstherapie mit Vitamin C immer den Glukose-6-Phosphat-Dehydrogena-se-Wert bestimmen lassen.

91 Thomas Kammler. Vitamin-C-Infusionstherapie – was ist das?. Pascoe Naturmedizin. geschrieben am 01.04.2019. zuletzt aktualisiert am 04.04.2023. www.pascoe.de/magazin/detail/vitamin-c-infusionstherapie-was-ist-das.html.

Ergänzung

- Unizink 12 – 18 mg vor spritzen
- Selenase 100 – 500 mcg i.m
- Vitamin E 100 – 150 mg i.m

Die Anordnung der Infusion erfolgt durch einen Arzt oder Heilpraktiker. Die Pflegefachkraft darf die Infusion nach ärztlicher Anordnung dem Patienten verabreichen.

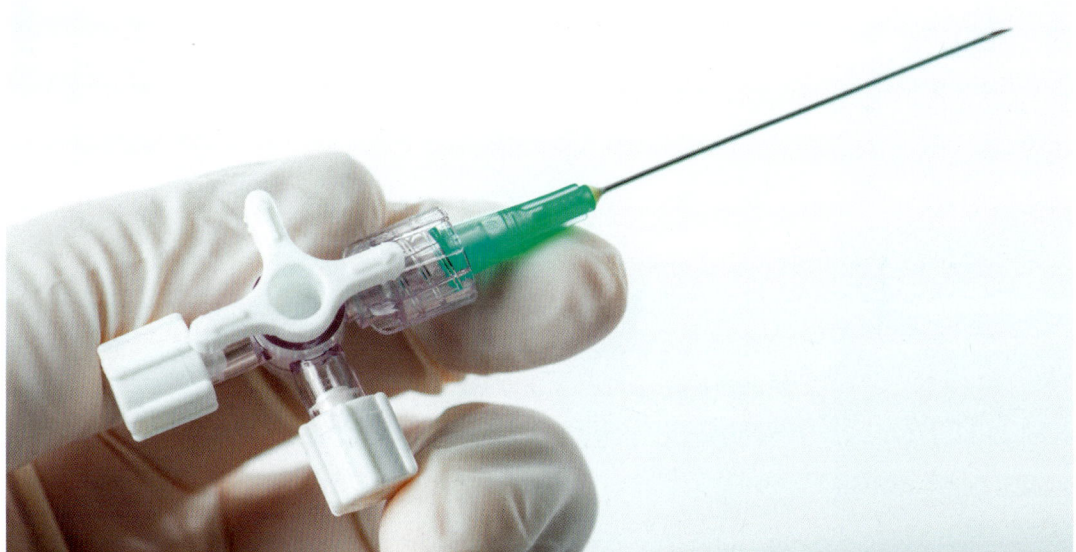

Einsatzgebiete	Infusion	Zusatz
Polyneuropathie	1. 250 ml NaCl 0,9 % + 600 mg Alpha-Lipomsäure 2. 100 ml NaCl 0,9 % + 7,5 g Vitamin C 3. 250 ml NaCl 0,9 % + 600 mg Cholincitrat	• Selenase 100 mcg 2 ml vor dem Spritzen • Unizink 12 mg vor der 2. Infusion vor dem Spritzen • L-Carn sigma-Tau 1 g nach dem Spritzen • Vit. B1, B6, B12 je eine Ampulle i. m./s. c.
Mitochondrien stärken	1. B-Komplex-Forte in 100 ml NaCl 0,9 % 2. 100 ml NaCl 0,9 % + 7,5 g Vitamin C 3. 250 ml NaCl 0,9 % + 600 mg Alpha-Lipomsäure	• Selenase 100 mcg 2 ml vor dem Spritzen • L-Carn sigma-Tau 1 g nach dem Spritzen • Vitamin E 100 – 150 mg i. m.
entzündungs-hemmend	1. 100 ml NaCl 0,9 % + 7,5 g Vitamin C 2. 250 ml NaCl 0,9 % + 600 mg Alpha-Lipomsäure	• Vitamin D3 i.m. (Dosierung richtet sich nach Vitamin D Status) • Vitamin E 100 – 150 mg i.m
durchblutungs-fördernd	1. 100 ml NaCl 0,9 % + 2.5 – 7,5 g Vitamin C 2. 250 ml NaCl 0,9 % + 1 Ampulle Ginkgo-Loges	• Vitamin B1, B6, B12 je 1 Ampulle i. m. • Mag-5-Sulfat Verla vor dem Spritzen Vitamin E 100 – 200 mg i. m. ggf.: • 1 Ampulle Veno Loges → Venenmittel • 1. Ampulle Secale-Gastreu → Arterienmittel • 1. Ampulle Lymphomyosot → Lymphmittel

Tab. 15 : Infusionskonzepte in der Wundversorgung; vgl. Beller, Böhm, Wölfer

Vorspritzen bedeutet, das Mittel wird venös verabreicht und danach wird die Infusion angehängt.

Nachspritzen bedeutet, das Mittel wird nach der eingelaufenen Infusion venös verabreicht und mit 10 ml NaCl 0,9 % nachgespült, damit das Mittel in die Blutbahn gelangt und nicht in der Kanüle verbleibt. Die Infusionslösungen können NaCl 0,9 %, Ringerlösung, Inzolen-Infusio E oder andere sein. Bitte immer nach Krankheitsursachen auswählen.

Oxyvenierung nach Dr. Regelsberger

Die intravenöse Sauerstofftherapie wurde in den 1950er Jahren von Dr. H. S. Regelsberger begründet. Regelsberger forschte in der Abteilung Neurobiologie und Neurochirurgie der Universität Köln. Er wollte Sauerstoff als ungefährliches und hoch wirksames Medikament einsetzen, nachdem er einem an Arsen vergifteten Hund mit nicht mehr messbaren Hirnströmen Sauerstoff in die Vene spritzte und dieser sich wieder erholte und aufstand. Dieses Ereignis ließ ihn weiter forschen, bis er die IOT (intravenöse Oxyvenierungstherapie) entwickelte.

Mit einem Oxyvenierungsgerät werden den Patienten 1–2 ml medizinischen Sauerstoffs pro Minute, mittels einer sehr dünnen Kanüle, in die Vene verabreicht.[92] Man beginnt mit 5 ml pro Behandlung und steigert langsam bis auf 60 ml über einen längeren Behandlungszeitraum. Die Behandlungsdauer liegt bei etwa 30 Minuten mit einer Nachruhezeit von 20 Minuten. Die Empfehlungen richten sich immer nach der Ursache. Häufig werden 20 Behandlungen, mit einem Rhythmus von 2–3 mal pro Woche, empfohlen. Nachbehandlungen von 1–2-mal im Monat haben sich zur langfristigen Verbesserung von Symptomen bewährt.[93]

Die Oxyvenierung ist in der Schulmedizin nicht anerkannt. Es gibt nur sehr wenige und kleine Studien, die sich mit der Wirkung der Oxyvenierung beschäftigen. Bisher geht man von folgenden Wirkungen aus:
- vermehrte Bildung von Prostazyclin → gefäßerweiternd, hemmt Thrombozytenaggregation
- Sauerstoffabgabe ins Gewebe wird erhöht
- eosinophile Granulozyten nehmen zu → antientzündlich
- Harnsäure, Lipoproteine, Cholesterin, Blut-pH-Wert können positiv beeinflusst werden
- Ödeme können besser abgebaut werden
- antioxidativ

Bei vielen Kollegen hat sich die Oxyvenierung bei folgenden Anwendungen in der Wundversorgung in der Praxis bewährt:
- arterielle Durchblutungsstörungen
- Venenerkrankungen
- Ulcus cruris
- Ekzeme
- Diabetes mellitus
- Polyneuropathie
- Lipödem

---

92 Franz J. Kreutzner, *Intravenöse Sauerstofftherapie (IOT) – Osyvenierungstherapie nach Regelsberger in Theorie und Praxis. Von den Anfängen bis zur Gegenwart.* (Medienhochburg, 2013).
93 vgl. Dr. med. Frank Jaschke, zuletzt aktualisiert am 04.04.2023. www.dr-jaschke.de/oxyvenierung-dr-regelsberger/#c575.

Nebenwirkungen, die häufig auftreten

- Müdigkeit nach der Behandlung
- Hustenreiz während der Behandlung
- Druckgefühl hinter dem Brustbein

Kontraindikationen

- alle fieberhaften Erkrankungen
- akute Spontanerkrankungen wie Herzinfarkt, Hirninfarkt, Lungenembolie, Meningitis, Enzephalitis
- akute Verletzungen wie Commotio oder Contusio
- postoperativ
- akute Stadien bei zerebralen oder abdominalen Krampfanfällen
- angeborene Herzfehler und Anomalien

Durchführung nur von einen Arzt oder Heilpraktiker.

Hydroxypathie

Im Buch „Mein Handbuch zur Hydroxypathie" von Ronald Fischer wird die Hydroxypathie bei verschiedenen Wunden (Bisswunden, Stichwunden, Quetschungen, Risswunden, Operationswunden, Platzwunden, infizierten Wunden und Kratzwunden) vorgestellt. Dabei hat sich ein Therapievorschlag signifikant herausgehoben.

Roland Fischer empfiehlt folgende Anwendung:

- Akutbehandlung → Ich empfehle, die Wunde mit H^+-Wasser einzunässen.
  Ein einfaches Übergießen hat den besten Effekt.
- Nachbehandlung → Mehrmals täglich sollte ein Verband mit einer in H-Wasser getränkten Kompresse angelegt werden. Sobald die Wunde geschlossen ist, können Sie sie mit Skin Repair Creme eincremen. [94]

Hydroxypathie hat sich in der Wundversorgung bei folgenden Indikationen bewährt:
- Schmerzen
- akute Wunden
- Entzündungen
- Juckreiz
- Ulcus cruris
- Osteoporose
- zur Kollagensynthese
- intra- und extrazelluläre Entgiftung
- Verstauchungen, Prellungen, Quetschungen

---

94 Ronald Fischer, *Mein Handbuch zur Hydroxypathie*, S. 161. (Alsbach-Hähnlein: Regenesa Verlag GmbH, 2017)

Wirkweisen von H⁺-Wasser sind

- pH-Wert 2,5
- Bakterien, Viren und Pilze werden auf oxidiert
- stimuliert Killerzellen
- Toxine werden entsorgt
- Körpertemperatur steigt leicht an, damit schnellere Stoffwechselprozesse möglich sind
- kleine Arterien werden erweitert und der Blutfluss wird verstärkt
- steigert Sauerstoffverteilung
- fördert Wundheilung
- oxidative Enzymsysteme werden stimuliert
- H⁺-Wasser kann innerlich und äußerlich angewendet werden

Wirkweisen von OH⁻-Wasser sind

- puffert vorhandene Protonen (H⁺-Ionen) extra- und intrazellulär
- öffnet die Zelle für Entgiftung und Entschlackung
- Radikalfänger
- verbessert die Enzym-Effizienz
- Laktat-Konzentration erhöht sich nicht
- Zelle kann nach der Entsäuerung wieder mit Mineralstoffen, Vitaminen und Spurenelementen versorgt werden
- fördert die Kollagensynthese, da es den Säure-Überschuss im Gewebe vermindert

Anordnung erfolgt durch den Arzt oder Heilpraktiker.

Homöopathie

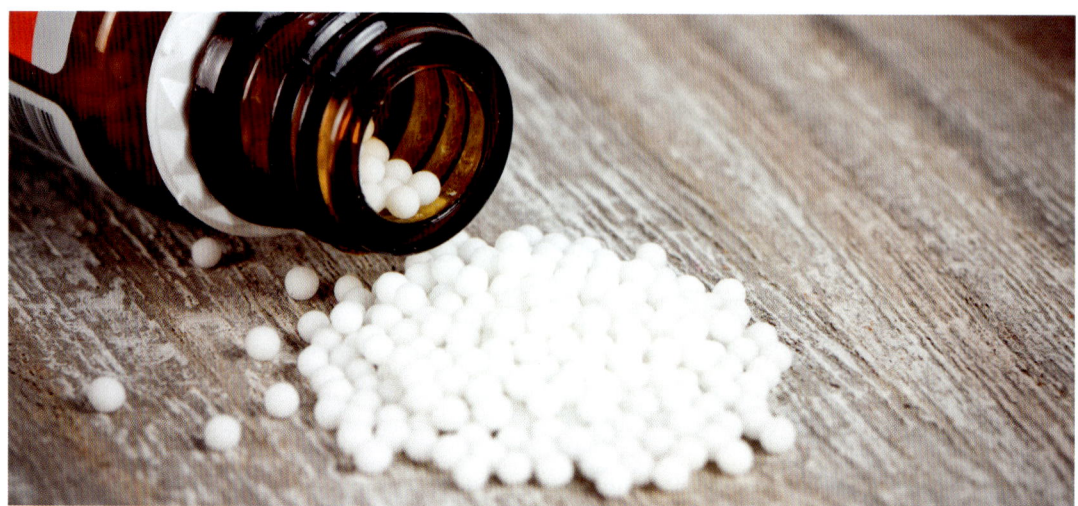

Anbei eine ganz kleine Auswahl an homöopathischen Mitteln. Bitte bei der Arzneimittelsuche nach den Prinzipien von Hahnemann arbeiten. Diese Liste ist nicht vollständig, sie dient nur der möglichen Anwendung.

Arnika D6	stumpfe Verletzungen, Muskelkater
Aconitum D6	starke Unruhe, Panik nach Schrecksituationen oder Verletzungen
Bryonia D6	Hexenschuss; schmerzende Steifigkeit in Nacken, Knie und Rücken
Calendula D6	Riss- und Schürfwunden
Hekla lava D6	Fersensporn, Unterstützung beim Knochenaufbau
Hypericum D12	Verletzung von Nervengewebe
Rhus toxicodentron D6	degenerative Beschwerden, Rheuma
Ruta D6	Sehnenscheidenentzündung, Bänderverletzung
Symphytum D6	Knochenverletzungen

Anordnung erfolgt durch einen Arzt oder Heilpraktiker.

Homöopathie / Spagyrik

Pekana:

1. Schnittverletzungen
→ LAEVUL spag. Peka N Salbe → äußerlich

• Wund- und Heilsalbe zur Regenerationsunterstützung

2. Hautausschlag
- mehrmals täglich auftragen
- kleines Immergrün, Gänseblümchen, Breitwegerich, Arnika, Kamille, Johanniskraut

→ VULPUR spag. Peka N → innerlich / äußerlich, Blutstillung

- innerlich: 20–30 Tropfen in etwas Wasser trinken
- äußerlich: einige Tropfen direkt aufträufeln
- Spülung: 30–40 Tropfen auf 1 / 8 Liter Wasser zur Spülung
- antientzündlich, gewebefestigend, blutstillend, Wirkung auf Schleimhaut
- kann als Begleittherapie bei Chemotherapie und Bestrahlung eingesetzt werden
- Ringelblume, Destillat aus Buchenholzteer, gemeine Schafgarbe, Höllenstein, Meerrettich, Ceylon-Zimtbaum, Salbei, Hirtentäschel

3. Schürfwunden
→ LAEVUL spag. Peka N Salbe → äußerlich

Anordnung erfolgt durch den Arzt oder Heilpraktiker.

Mykotherapie

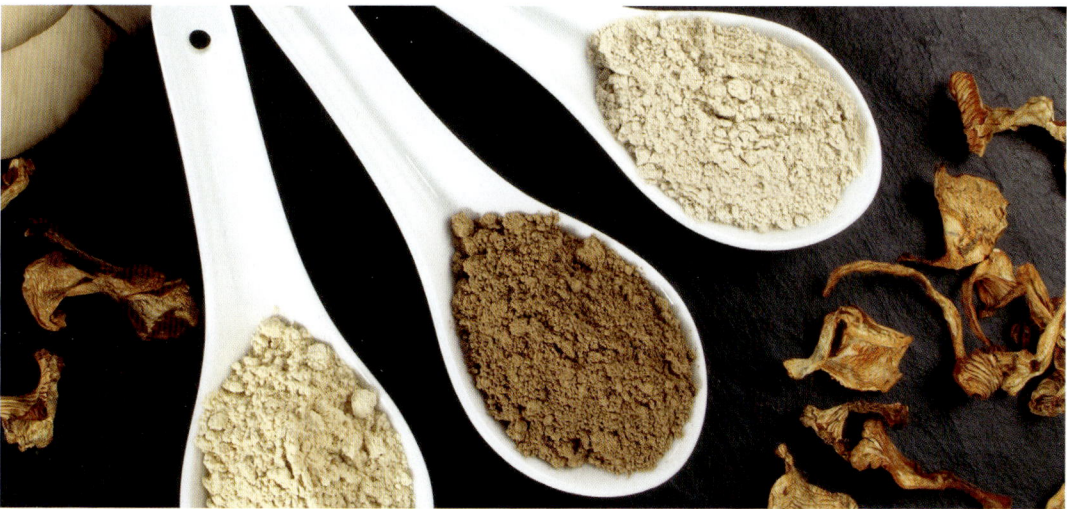

Die Mykotherapie (mykos = griechisch für Pilz) ist seit mehreren Jahrhunderten in Asien bekannt und wird dort erfolgreich eingesetzt, besonders Reishi, Shiitake und Trametes versicolor. In Europa ging das Wissen um die Mykotherapie verloren. Erst seit ein paar Jahren findet sie immer mehr Beachtung in der Naturheilkunde. Die Effekte der Medizinalpilze, Heilpilze oder auch Vitalpilze sind durch in vitro- und tierexperimentelle Studien und randomisiert-kontrollierte Studien an Menschen belegt. Diese stammen meist aus den asiatischen Ländern. Die meisten Studien werden mit Vitalpilzextrakten durchgeführt.

In Deutschland gibt es mehrere Vitalpilzhersteller, die sich entweder auf Vitalpilzextrakte oder die Anwendung von Vitalpilzpulver spezialisiert haben. In Deutschland fällt die Mykotherapie unter die Nahrungsergänzungsmittel. Sie kann mit anderen Naturheilverfahren, wie zum Beispiel der Phytotherapie, kombiniert werden. Dabei gibt es verschiedene Anwendungsmöglichkeiten: von losem Pulver und Pulver in Kapseln über Trocken- und Flüssigextrakt bis hin zu Tees und Cremes. Als Speisepilze lassen sich einige Vitalpilze in leckere Rezepte einbauen.

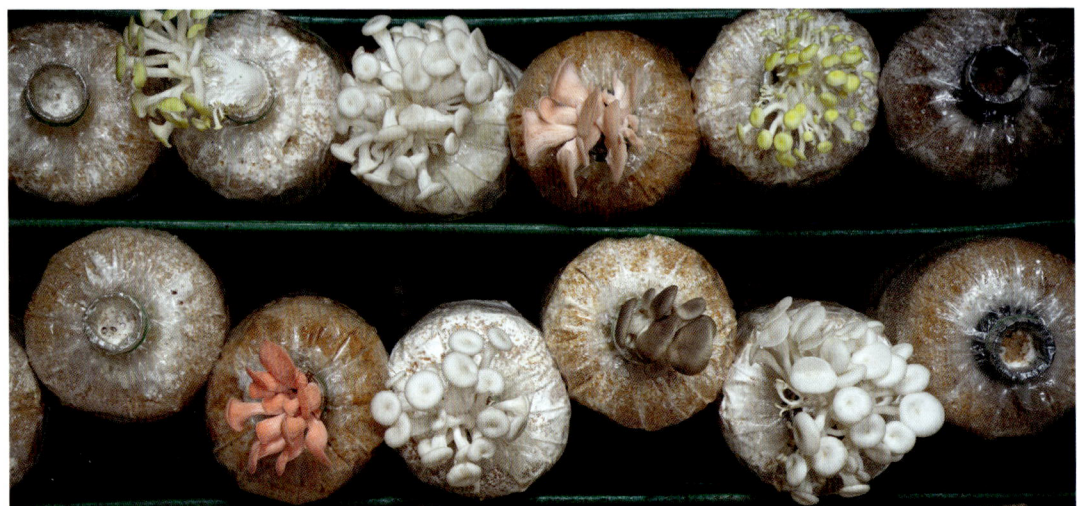

Abb. 35: Vitalpilzzucht

Beim Kauf sollte man auf folgende Qualitätskriterien achten:

- Vitalpilze aus deutschem Anbau
- EU Bio-Verordnung Zertifikation
- auf sichere Verpackung achten → loses Pilzpulver kann sich mit Feuchtigkeit vollsaugen, Pilztabletten enthalten häufig Klebe- und Füllstoffe
- Pilzpulver vom ganzen Pilz (Fruchtkörper und Mycel) → schonende Verarbeitung zur maximalen Nährstoffsicherung

Aber was macht die Mykotherapie aus? In der Mykotherapie werden Vitalpilze verwendet. Diese Pilze haben bestimmte Aufgaben in der Natur zu erfüllen, dazu zählt zum Beispiel die Freisetzung von Nährstoffen, der Abbau von organischer Materie, die Entgiftung von Böden. Vor allem gehen sie eine Symbiose mit Pflanzen ein.

Für uns Menschen haben Vitalpilze noch weitere Bedeutungen. Sie dienen als Nahrungsmittel (ABM, Champignon, Auricularia, Coprinus, Hericium, Maitake, Pleurotus, Polyporus, Shiitake) und versorgen unseren Körper mit Vitaminen, Mineralstoffen, Spurenelementen und Eiweiß. Wer leckere Pilzrezepte haben möchte, dem kann ich nur das Buch „Leckere Pilzrezepte fürs ganze Jahr! Köstlich und gesund: Champignons, Shiitake, Austernpilze, Hericium & Co." vom Bund Deutscher Champignon- und Kulturpilzanbauer e. V. empfehlen. Neben Rezepten gibt es auch reichlich Tipps und Tricks zur Zubereitung.

Wir nutzen Pilze zur Fermentierung. Giftige Pilze werden in der Homöopathie angewendet, zum Beispiel der Fliegenpilz. Schamanen nutzen die psychotropen Pilze für ihre Trancezustände und Rituale. Des Weiteren können aus Pilzen Medikamente gewonnen werden, wie Penizillin oder Cyclosporin (Antibiotikum und Immunsuppressivum).

Wenn unsere Darmflora aus dem Gleichgewicht geraten ist, zum Beispiel durch Antibiotikatherapie, Pankreasschwäche, Gallensäureflussverminderung oder Fettverdauungsstörungen (Verdauungsschwäche), kann sich der pH-Wert im Darm verschieben und das Auftreten von pathogenem Pilz, wie Candida albicans begünstigen, da ihm die Konkurrenten fehlen. Rezidivierende Candidainfektionen können mit einer Schwermetallbelastung zusammenhängen. Candida albicans ist häufig im Darm als stiller Mieter vorhanden und breitet sich dann erst aus, wenn sich die Umgebungsfaktoren ändern.

Die meisten Vitalpilze sind Ständerpilze, mit Ausnahme vom Cordyceps, dieser ist ein Schlauchpilz.

Vitalpilze sollten grundsätzlich langsam eingeschlichen werden, um dem Körper die Möglichkeit zu geben, sich an die Inhaltsstoffe der Vitalpilze und deren Wirkung auf den Magen-Darm-Trakt zu gewöhnen. Dabei kann wie folgt vorgegangen werden:

1. Woche: 1x1 Kapsel pro Tag
2. Woche: 2x1 Kapsel pro Tag
3. Woche: 3x1 Kapsel pro Tag

Vitalpilze weisen eine präbiotische und entgiftende Wirkung auf. Bei stark empfindlichen Patienten können durch das langsame Einschleichen der Vitalpilze die Erstreaktionen wie Kopfschmerzen, Schwindel oder Hautreaktionen minimiert werden.

Dosierungen können von 1,5 g–3 g Pulver pro Tag empfohlen werden. Man sollte zu den Pilzen immer ausreichend Wasser zu sich nehmen (250 ml), um Erstreaktionen vorzubeugen. Die Einnahme vor oder zu den Mahlzeiten hat sich in der Praxis bewährt. Kurmäßige Anwendungen von einer Dauer von 3–6 Monaten haben sich ebenfalls bewährt, wobei auch eine langfristige Einnahme möglich ist.

Wie schon erwähnt sind Vitalpilze reich an Vitaminen (Vitamin A, Beta Carotin, Vitamin B1, Vitamin B2, Folsäure, Niacin, Pantothensäure, Vitamin D-Vorstufen), Mineralstoffen (Kalium, Phosphor), Spurenelementen (Eisen, Kupfer, Mangan, Selen, Zink) und Eiweiß. Zudem enthalten sie wertvolle Inhaltsstoffe wie Glykoproteine, Diterpene, Triterpene, Adenosin, Chitin, Polyphenole, Antioxidantien, Beta-Glucane, Aromastoffe, Lektine, Enzyme, GABA und einfach bzw. mehrfach ungesättigte Fettsäuren. All diese Inhaltsstoffe haben positive Eigenschaften auf den menschlichen Körper und die Psyche.

In der Wundversorgung spielt die Mykotherapie eine entscheidende Rolle in der Behandlung von Grunderkrankungen wie Diabetes, Durchblutungsstörungen, Immunschwäche, Wundheilungsstörungen sowie Entzündungen und Arteriosklerose. Hinzu verbessern Vitalpilze die Blutfließfähigkeit, unterstützen die Verdauung, verbessern die Zellproliferation und entgiften den menschlichen Körper. Hier sind folgende Vitalpilze zu nennen, die ich im Einzelnen noch beschreiben werde:

- Reishi
- Shiitake
- Maitake
- Auricularia
- ABM

- Pleurotus
- Cordyceps
- Polyporus
- Hericium

Vitalpilz	Anwendung in der Wundversorgung
Auricularia, Reishi	Wundheilungsstörungen
Auricularia, Shiitake, Cordyceps, Polyporus, Reishi	Ulcus cruris
Hericium, Reishi, ABM	Polyneuropathie
Maitake, Polyporus	Lipödem, Lymphödem
Polyporus	Lymphstauung
Coprinus, Maitake	Diabetes Typ II
Reishi	Entzündungen
Auricularia, Reishi, Shiitake	Durchblutungsstörungen
ABM, Reishi, Shiitake, Coriolus	Immunschwäche
Reishi, Shiitake, Auricularia, Pleurotus	Arteriosklerose

Tab. 16 : Vitalpilze in der Wundversorgung

Bei den Vitalpilzen können sortenreine Einzelpilze oder Pilzmischungen erworben werden. Häufig gibt es Mischungen mit 2 oder 3 Pilzen. Mischungen aus zwei Pilzen enthalten 50 % des jeweiligen Pilzes. Mischungen aus drei Pilzen setzen sich aus je einem drittel des jeweiligen Pilzes zusammen. Dies ist eine kostengünstigere Alternative. Die Einnahme gestaltet sich einfacher durch eine Reduktion der Kapselanzahl. Folgende Pilzmischungen haben sich auf dem Markt etabliert:

- ABM-Maitake-Shiitake
- ABM-Reishi
- Auricularia-Reishi
- Auricularia-Reishi-Shiitake
- Auricularia-Shiitake
- Coprinus-Maitake
- Cordyceps-Hericium-Reishi
- Cordyceps-Pleurotus-Reishi
- Cordyceps-Polyporus
- Cordyceps-Polyporus-Reishi

- Cordyceps-Reishi
- Coriolus-Hericium-Reishi
- Coriolus-Maitake
- Coriolus-Reishi
- Hericium-Pleurotus
- Hericium-Pleurotus-Reishi
- Hericium-Reishi
- Maitake-Reishi
- Polyporus-Reishi
- Reishi-Shiitake

Reishi

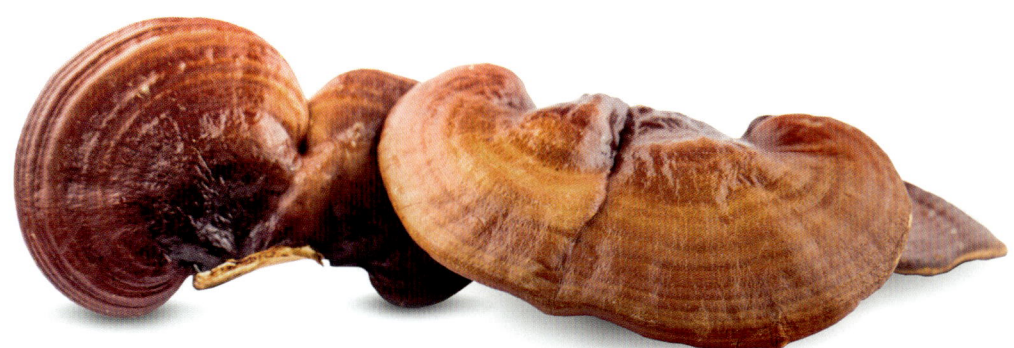

Hauptwirkung: entzündungshemmend und durchblutungsfördernd

Bei Gelenkerkrankungen wirkt Reishi entzündungshemmend und schmerzlindernd. Reishi kann das Gesamtcholesterin und die Triglyceride senken und dadurch die Fließfähigkeit des Blutes und die Sauerstoffversorgung verbessern, das arteriosklerotische Risiko wirkt gesenkt und der Blutdruck nach unten reguliert und dadurch die Herztätigkeit gestärkt. Reishi hat eine stärkende und regenerierende Wirkung auf die Leber und fördert so die Entgiftungsleistung der Leber und unterstützt damit die Blutreinigung und die Ausleitung von fettlöslichen Giftstoffen. Es greift ins Immunsystem mit ein. Reishi ist das Cortison der Vitalpilze und wirkt durch seine Tripertene antientzündlich. Zudem wirkt er auf das Nervensystem ausgleichend und bei älteren Patienten wirkt Reishi als Tonikum und unterstützt das Anti-Aging durch seine antioxidative Wirkung. Reishi wirkt schilddrüsenmodulierend.

Shiitake

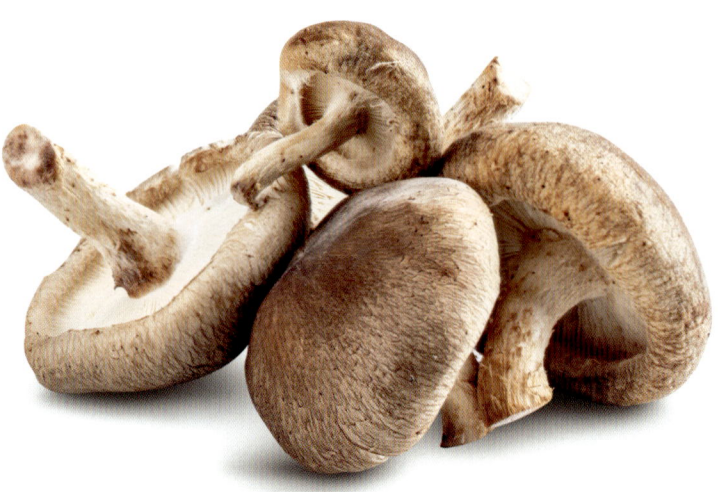

Hauptwirkung: stärkt das Herzkreislaufsystem und das Abwehr Chi

Shiitake wird bei Arteriosklerose eingesetzt, da es die Plaquebildungen zum Teil abbauen kann und dies die venöse sowie arterielle Durchblutung fördert. Zudem kann Shiitake den Blutdruck nach unten regulieren. Shiitake senkt das Cholesterin, hebt das HDL an, senkt die Triglyceride und verbessert einhergehend die Sauerstoffversorgung durch eine verbesserte Durchblutung. Durch seinen Gehalt an Eritadenen entfaltet er seine antithrombotischen Eigenschaften. Shiitake hat mit seinen Lentinan und Beta-Glucanen einen starken Einfluss auf das Immunsystem, insbesondere bei viralen und bakteriellen Infekten. Shiitake senkt die Harnsäure und wirkt dadurch basisch, antientzündlich und hat auch antioxidative Eigenschaften.

Auricularia

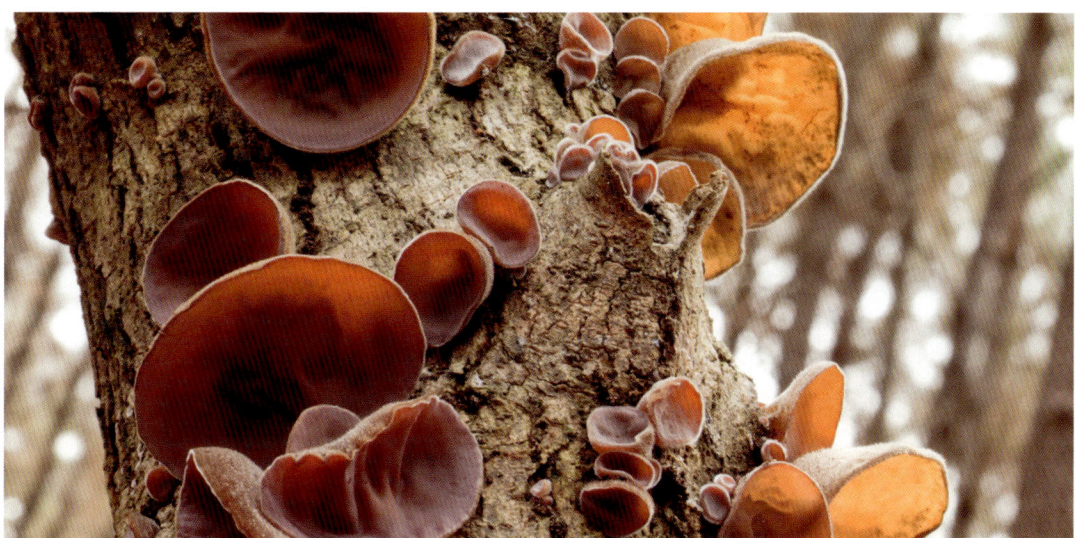

Hauptwirkung: adaptogene Wirkung auf das Blut

Auricularia wirkt mit einer schützenden, antientzündlichen und durchblutungsfördernden Wirkung auf das Gefäßendothel ein. Insbesondere bei pAVK haben sich diese Eigenschaften positiv herausgehoben. Auricularia verbessert durch das Adenosin die Fließfähigkeit des Blutes und wirkt gefäßerweiternd durch die Erhöhung der NO-Synthese, wodurch der Blutdruck gesenkt werden kann. Auricularia beeinflusst den Fettstoffwechsel positiv, indem es das Gesamtcholesterin senkt und dem Thromboserisiko vorbeugt. Auricularia wirkt auch immunstärkend und antioxidativ.

Pleurotus

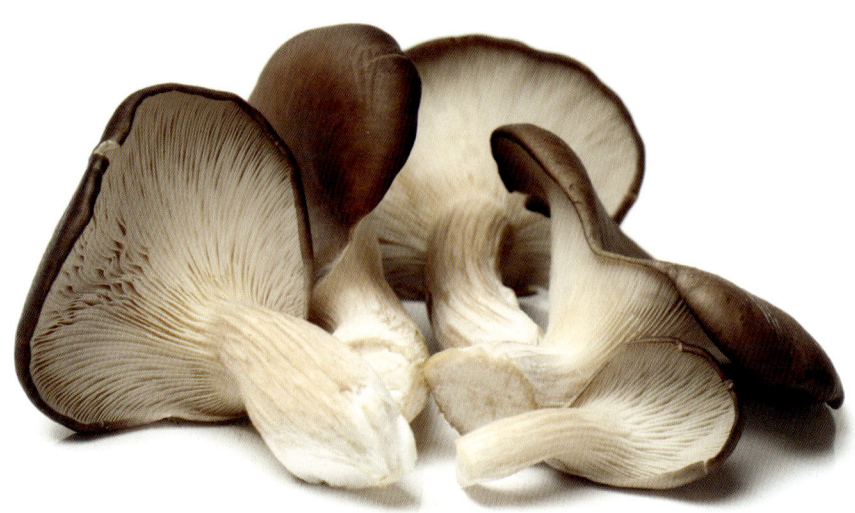

Hauptwirkung: cholesterinsenkend

Pleurotus kann das arteriosklerotische Risiko durch den cholesterinsenkenden Wirkstoff Lovastatin herabsetzen, wobei Triglyceride, LDL und VLDL gesenkt und HDL angehoben werden. Der Homozysteinwert wird ebenfalls nach unten reguliert. Pleurotus hat eine entspannende und schmerzstillende Wirkung auf die Muskeln und eine stärkende Wirkung auf die Bänder und Sehnen. Antioxidative Wirkungen werden dem Pleurotus ebenfalls zugesprochen.

Cordyceps

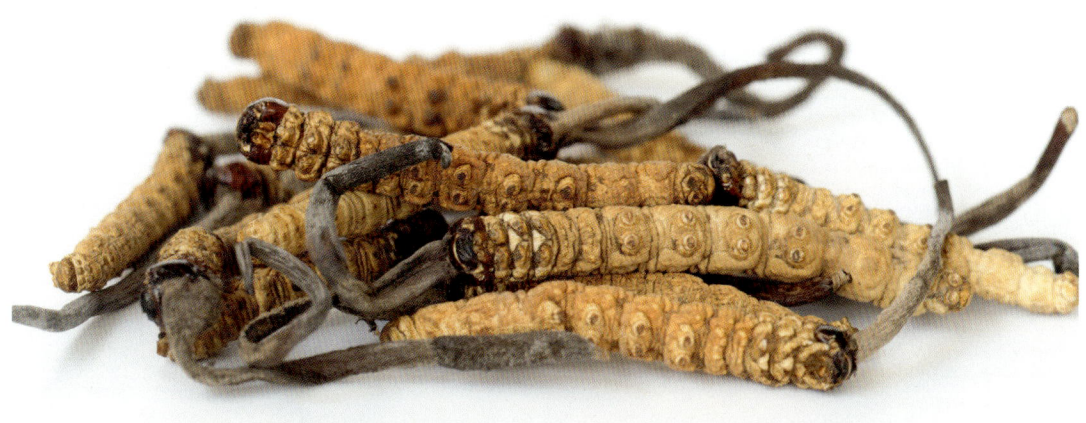

Hauptwirkung: Kraft und starke Nierenwirkung

Wichtige Inhaltsstoffe sind Cordycepin, Ergosterol, Polysaccharide und Glykoproteine und das Mannitol. Cordyceps stärkt die Nierenenergie und fördert die Regeneration der Nieren. Cordyceps regt die Ausscheidung harnpflichtiger Substanzen an. Das Manitol erhöht die Diurese über die Nieren, senkt die Vorlast und den Blutdruck. Cordyceps wird auch gern bei einer Azidose (Übersäuerung) eingesetzt. Hierbei reguliert er den Säure-Basen-Haushalt über die Niere, Lunge und die Leber.

Ulcus cruris entsteht häufig durch eine Nierenschwäche und ein gestautes Lymphsystem mit einer Belastung von Toxinen und einem verminderten Blutrückfluss. Wenn eine renale Ausscheidung nicht mehr möglich ist, versucht der Körper über die Haut zu entgiften und zu entschlacken. Häufig entstehen Ulcera direkt über dem Nierenmeridian oberhalb des Sprunggelenks als letzte Ausscheidungsmöglichkeit.

Cordyceps wirkt über die Nieren und die Lunge ausgleichend auf den Säure-Basen-Haushalt.

Cordyceps aktiviert die Leberfunktion durch eine verbesserte kardiale sowie cerebrale Durchblutung: die Sauerstoffversorgung wird gestärkt und das Cholesterin gesenkt. Die verbesserte Leberdurchblutung fördert die Entgiftungsprozesse. Vor allem wird aber die Blutreinigung und die Ausleitung von fettlöslichen Giftstoffen unterstützt. Bei intakten Entgiftungsvorgängen sind meist positive Entfaltungen im Hautbild zu beobachten.

Cordyceps fördert das Immunsystem und reduziert sowohl Entzündungen als auch Infekte durch seine antientzündliche Wirkung. Studien belegen sogar seine stimmungsaufhellenden und antidepressiven Eigenschaften, zudem unterstützt Cordyceps die körperliche sowie psychische Leistungsfähigkeit.

Polyporus

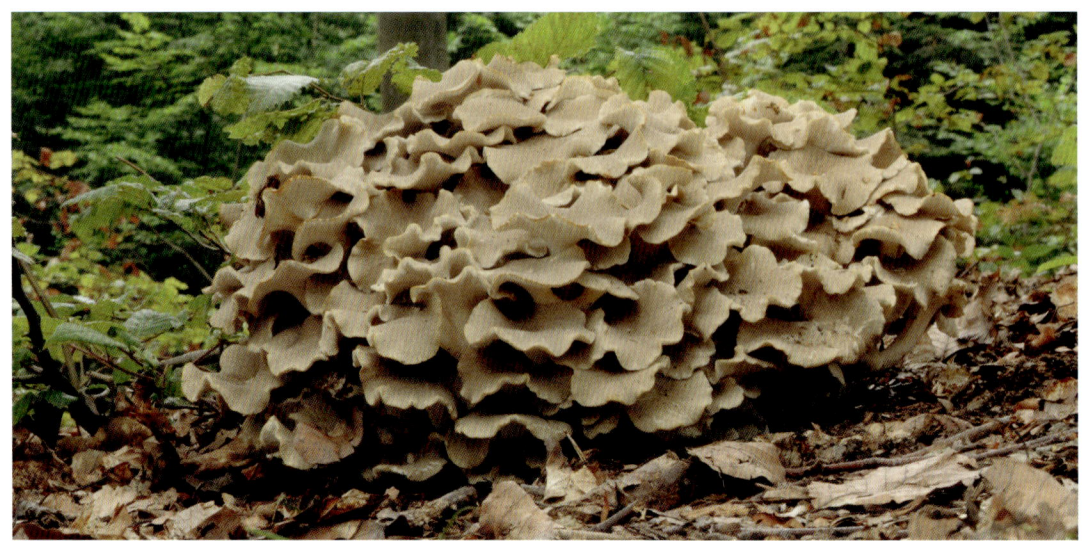

Hauptwirkung: Einfluss auf den Wasserhaushalt

Polyporus erhöht die Diurese, dabei wird das Kalium nicht vermehrt ausgeschieden. Polyporus senkt die Vorlast und insbesondere den diastolischen erhöhten Blutdruck. Polyporus kann bei Lymphödemen eingesetzt werden, denn durch seine entstauende Wirkung nehmen Beinödeme ab. In der Volksmedizin „befreit er die Blase", das heißt die Urinausscheidung und Blasenentleerung wird unterstützt durch einen gesteigerten Harnfluss.

Hericium

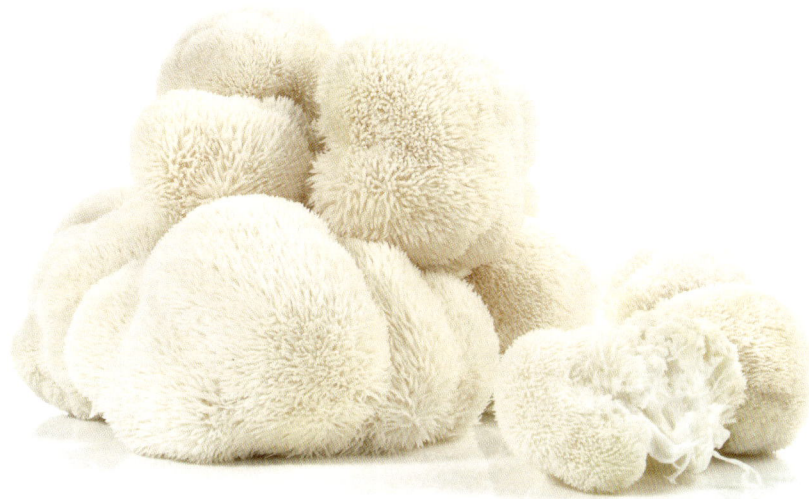

Hauptwirkung: Einfluss auf den Darm und die Nerven

Hericium ist sehr reich an Kalium und gleichzeitig natriumarm. Hericium hat einen starken Bezug zum Darm und zum Nervensystem, wobei er antibakterielle Eigenschaften aufweist. Im Magen-Darm-Trakt senkt Hericium die Entzündungen, fördert die Resorption von wichtigen Nährstoffen und ist außerdem hilfreich bei Reflux und Sodbrennen. Hericium stärkt das Darmmilieu und baut die Darmschleimhaut auf. Wegen der Darm-Haut-Achse wirkt Hericium auch antibakteriell bei Ekzemen und hat einen positiven Einfluss bei Neurodermitis. Bei Neurodermitis hat sich die Kombination von Hericium und Reishi bewährt. Seine Diterpene und Erinazine wirken gut bei Polyneuropathie und werden prophylaktisch bei degenerativen Nervenprozessen eingesetzt.

Agaricus blazei Murrill (ABM)

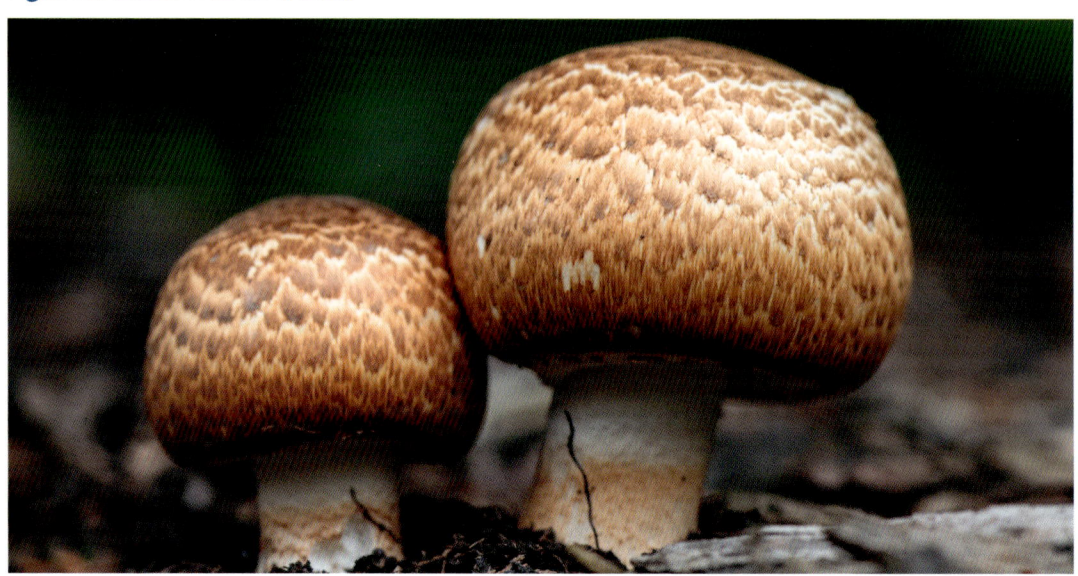

Hauptwirkung: Immunmodulation

ABM enthält besonders viele Beta-Glucane. ABM reguliert das Immunsystem, insbesondere bei Allergien und Autoimmunerkrankungen. ABM fördert die Produktion von Interleukinen und Interferonen und hat eine antivirale Wirkung, insbesondere bei viralen Hepatiden und chronischen Viruserkrankungen wie dem Eppstein-Bar-Virus. ABM wirkt blutdrucksenkend. ABM wirkt auf Pankreas und Leber ein. Er kann die Cholesterinwerte regulieren.

Maitake

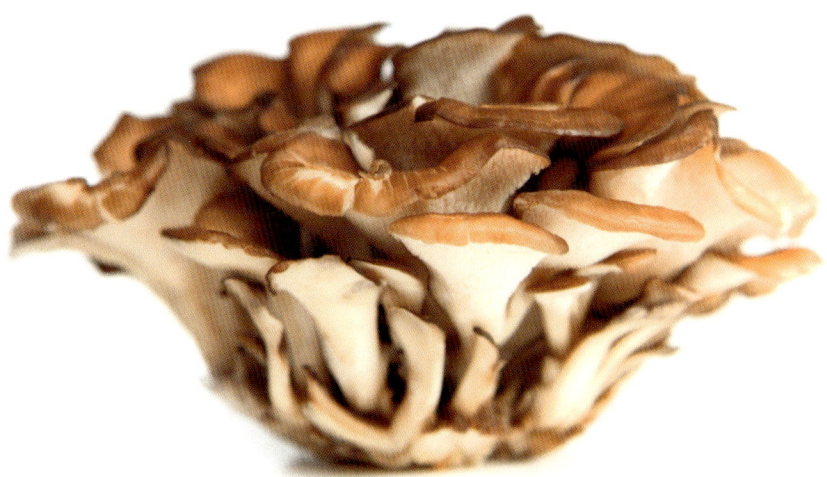

Hauptwirkung: Antidiabetisch

Maitake fördert wie Coprinus die Sensitivität der Insulinrezeptoren. Maitake unterstützt die Fettverbrennung und senkt die Triglyceride sowie das LDL-Cholesterin. Maitake stärkt die Mitte und leitet feuchte Hitze aus dem Verdauungstrakt aus. Maitake unterstützt die Knochengesundheit durch eine geförderte Osteoblastentätigkeit.

Coprinus

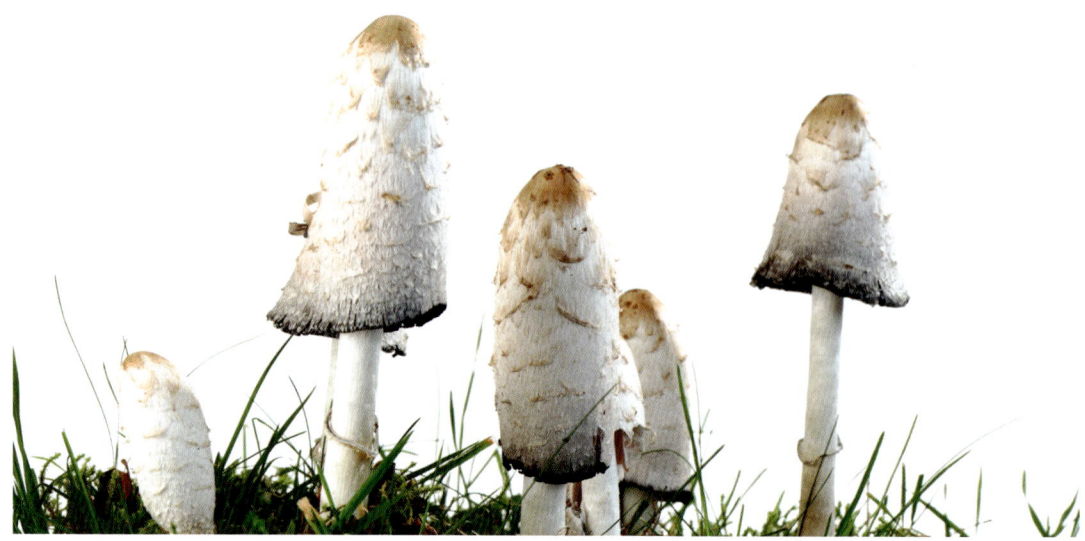

Hautwirkung: Blutzuckermodulation

Coprinus fördert die Regeneration des Pankreas und hilft den Blutzucker zu senken, indem er eine Sensibilisierung der Insulinrezeptoren bewirkt. Ebenso wie Maitake unterstützt Coprinus die Insulinproduktion. Coprinus hat sich bei Diabetes Typ I bewährt, während Maitake und Coprinus bei Diabetes Typ II sowie beim metabolischen Syndrom und Adipositas zum Einsatz kommen. Coprinus reguliert die Verdauung und beugt Obstipationen vor.

Kontraindikationen

- nicht während Schwangerschaft und Stillzeit
- Polyporus nicht bei Dialysepatienten
- Vorsicht bei Auricularia und gleichzeitiger Einnahme von gerinnungshemmenden Medikamenten → Rücksprache mit Arzt oder Heilpraktiker
- Cordyceps nicht bei hormonbedingt wachsenden Tumoren

Anordnung erfolgt durch einen Arzt oder Heilpraktiker.

Anhang

Literaturverzeichnis

Akupunktur

Hans-Ulrich Hecker, Angelika Steveling, Elmar T. Peuker. Praxis-Lehrbuch-Akupunktur. Stuttgart: Hippokrates Verlag, 2010.

Thomas Schnura. Diagnose und Punktewahl nach TCM (4. Auflage). Urban und Fischer Verlag, 2009.

Aromatherapie

Dietrich Wabner & Christine Beier, Aromatherapie: Grundlagen – Wirkprinzipien – Praxis. S. 454. (Urban & Fischer, 2009).

Eliane Zimmermann. Aromatherapie für Pflege- und Heilberufe. Stuttgart: Sonntag Verlag, 2018.

Inga Hoffmann-Tischner. AromaCura, Seminarunterlagen Aromapflege in der Wundversorgung. 2022.

Sabrina Herbner. Aromatherapie in der häuslichen Pflege. Oy-Mittelberg, Joy Verlag, 2019.

Sabrina Herbner. Basics – Ätherische Öle: Grundwissen, Aromapflege-Mischungen & Co. Oy-Mittelberg: Joy Verlag, 2021.

Eigenharnbehandlung

Flora Peschek-Böhmer, Gisela Schreiber. Urin-Therapie-Praxisbuch: Erfahrungen, Erfolge und konkrete Anleitungen für die Selbstbehandlung. Heyne Verlag, 1997.

Ingeborg Allmann, Ulrike Kohrs-Gerlach. Harntherapie für Heilberufe: Grundlagen und Praxis. Sonntag Verlag, 1998.

Ilona Kühlmann. Die therapeutische Anwendung von Urin. In: Urin – Eine Entdeckungsreise durch Niere, Blase und Co.. Heidelberg: Springer Berlin, 2020.

Johann Abele. Die Eigenharnbehandlung Erfahrungen und Beobachtungen (10. Auflage). Haug Verlag, 1995.

Volker Schmiedel, Matthias Augustin. Leitfaden Naturheilkunde Methoden, Konzepte und praktische Anwendung (7. Auflage). Elsevier Urban und Fischer Verlag, 2003.

Einführung

Ligasano. Dr. Guck®'s Kompendium. kein Datum. https://www.ligasano.com/de/dr-gucks-kompendium (Zugriff am 04.04.2023).

Hirudotherapie

Andreas Michalsen & Manfred Roth. Blutegeltherapie. Stuttgart: Haug Verlag, 2013.

Dominique Kaehler Schweizer, Magdalene Westendorff. Hirudotherapie – Handbuch der Blutegeltherapie. Belisana Verlag, 2013.

Infusionstherapie

Dr. med. Klaus-Dieter Beller, Dr. med. Udo Böhm, Dr. med. Benno Wölfer. Infusionstherapie (6. Auflage). Köhler Pharma Eigenverlag, 2013.

Laser-Therapie

Martina Bettschar. Die Wundmanagerin. Haemo-Laser-Therapie TEIL 1: Was ist das? Und wie wird sie durchgeführt?. 2018. https://www.diewundmanagerin.at/blog/2018/haemo-laser-therapie-teil1/ (Zugriff am 04.04.2023).

Thomas Kammler. Pascoe Naturmedizin, Vitamin-C-Infusionstherapie – was ist das?. 2019. www.pascoe.de/magazin/detail/vitamin-c-infusionstherapie-was-ist-das.html (Zugriff am 04.04.2023).

Wolfgang Bringmann. Low Level Lasertherapie – Grundlagen und Praxis moderner Photomedizin. Füchtenbusch Verlag, 2015.

Wundambulanz. Low-Level-Laser-Therapie. kein Datum. www.wundambulanz.at/low-level-laser-therapie/ (Zugriff am 04.04.2023).

Madentherapie

David I. Pritchard. 15.07.2015. TIME management by medicinal larvae. International Wound Journal. doi: 10.1111/iwj.12457 (Zugriff am 04.04.2023).

Georg Daeschlein, Britta Hoffmeister, Harald Below, Axel Kramer. German Medical Science.Antibakterielle Wirkung von Fliegenmaden (L. sericata) in vitro. 30.08.2006. https://www.egms.de/static/de/journals/dgkh/2006-1/dgkh000017.shtml (Zugriff am 04.04.2023).

L. Cowan, P. Phillips, J. Stechmiller, Q. Yang, R. Wolcott, G. Schultz. Antibiofilm strategies and antiseptics. in Antiseptics in surgery – update 2013 von Christian Willy., S.23–30. Ulm: Lindquist Book Publishing, 2013.

Mykotherapie

Bund Deutscher Champignon- und Kulturpilzanbauer e.V.. Leckere Pilzgerichte fürs ganze Jahr!: Köstlich und gesund: Champignons, Shiitake, Austernpilze, Hericium & Co. (2. Auflage). Eigenverlag, 2015.

Gesellschaft für Vitalpilzkunde e.V. (2017). Vitalpilze – Naturheilkraft mit Tradition neu entdeckt (4. Auflage). GFV Gesellschaft für Vitalpilzkunde e.V., 2017.

MykoCampus by Myko Troph. Das Große Heilungsdiagrammebuch – Erfolgreich behandeln mit Vitalpilzen,. Myko Troph Eigendruck, 2021.

MykoCampus by Myko Troph. Schulungshandbuch Mykotherapie. Myko Troph Eigendruck, 2021

MykoCampus by Myko Troph. Heilen mit Pilzen Gesundheit aus der Natur. Infobroschüre. Myko Troph Eigendruck, 2019.

Prof. Dr. Michaela Döll. Vitalpilze für ein gesundes Leben: Immunstärkend – Stoffwechselanregend – Entgiftend (4. Auflage). München: Herbig Verlagsbuchhandlung GmbH, 2016.

Nährstoffversorgung

Dr. Christine Schmidbauer. Mikronährstoff-Coach: Das große BIOGENA-Kompendium der Nährstoffe. Wien: Verlagshaus der Ärzte, 2018.

Ozontherapie

Curt Diehm & Thomas Weiss. Periphere arterielle Verschluss-Krankheit. LinguaMed-Verlag-GmbH, 2002.

Dieter Stockburger. Ozon-Therapie – Grundlagen und Technik der Ozonbehandlung. Foitzick Verlag, 2002.

Franz J. Kreutzner. *Intravenöse Sauerstofftherapie (IOT) – Osyvenierungstherapie nach Regelsberger in Theorie und Praxis. Von den Anfängen bis zur Gegenwart. Medienhochburg, 2013.*

Hans H. Wolff. *Das medizinische Ozon – Theoretische Grundlagen, therapeutische Anwendungen (2. Auflage).Heidelberg: Fischer Verlag, 1982.*

Renate Viebahn-Hänsler. *Ärztliche Gesellschaft für Ozon-Anwendung in Prävention und Therapie e.V.. „Ozon-Sauerstoff-Therapie – Informationen für den Patienten". zuletzt aktualisiert am 20.04.2023. http://www.ozone-association.com/info%20deu.pdf*

Renate Viebahn-Hänsler, Olga Sonia León Fernández, Ziad Fahmy. *Ozone in medicine: The low-dose ozone concept. Guidelines and Treatment strategies. 2011. Ozone Sci Eng 34, 408–424.*

Verband Deutscher Heilpraktiker e.V. *Ozontherapie. kein Datum. www.vdh-heilpraktiker.de/wissen/therapie-infoblaetter/ozontherapie/ (Zugriff am 04.04.2023).*

Wolfgang Eisenmenger, Manfred Schuck, Erich Liebhardt. *Medizin und Recht – Festschrift für Wolfgang Spann. Springer Verlag, 1986. S. 6.*

Phytotherapie

Anja Wösch. *Projektarbeit: Die Rolle der Natur in der Wundbehandlung. (2010).*

Matthias Augustin, Yvonne Hoch. *Phytotherapie bei Hauterkrankungen – Grundlagen – Praxis – Studien. (München: Elsevier Verlag, 2004).*

Produktinformationen *des antibakteriellen und medizinischen Honigs von Medihoney. zuletzt aktualisiert am 20.04.2023.   http://cdn.shop-apotheke.com/PDF/do1/807/727/D01807727-bp.pdf.*

Roman Huber. *Mind-Maps Phytotherapie. Stuttgart: Hippokrates Verlag, 2009.*

Schweizer Zeitschrift für Gesundheitsmedizin. *„Mit Pflanzen Wunden versorgen". 06/2011: 23.134-136 doi:10.1159/000328121.*

Susanne Fischer-Rizzi. *Das große Buch der Pflanzenwässer – Pflegen, heilen, gesund bleiben mit Hydrolaten. (Aarau: AT Verlag, 2014).*

Ursel Bühring. *Lehrbuch Heilpflanzenkunde – Grundlagen – Anwendung – Therapie. (Stuttgart: Haug Verlag, 2007*

REGENA-Therapie

Götz Blome. *Das große Regenaplex-Buch (3. Auflage). Floro Verlag, 2021.*

Gero Beckmann & Andreas Rüffler. *Mikroökologie des Darms – Grundlagen, Diagnostik, Therapie. Bad Bocklet: Labor LS, 2019.*

Uwe Gröber. *Arzneimittel und Mikronährstoffe Medikationsorientierte Supplementierung (4. Auflage). Stuttgart: Wissenschaftliche Verlagsgesellschaft Stuttgart, 2018.*

Säure-Basen-Haushalt

Beth Sissons. *doktor.top. Azidose: Arten, Symptome, Komplikationen und Behandlung. kein Datum. www.doktor.top/azidose-arten-symptome-komplikationen-und-behandlung/ (Zugriff am 04.04.2023).*

Dr. Joachim Dissemond, M. Witthoff, T. C. Brauns, D. Haberer, M. Goos. *Die Dermatologie. pH-Wert des Milieus chronischer Wunden – Untersuchungen im Rahmen einer modernen Wundtherapie, 10/2003.*

Dr. Joachim Dissemond. *Hartmann WundForum. Die Bedeutung des pH-Wertes für die Wundheilung. 7/2017, 1, 15–19.*

DocCheck Flexikon. *Respiratorische Azidose. kein Datum. https://flexikon.doccheck.com/de/Respiratorische_Azidose (Zugriff am 04.04.2023).*

Eleri M. Jones, Christine A. Cochrane, Steven L. Percival. *Advances in Wound Care. The Effect of pH on the Extracellular Matrix and Biofilms,. 4(7): 431–439, doi:10.1089/wound.2014.0538. 7/2015.*

Florian Lang. *Säure-Basen-Haushalt in Physiologie des Menschen (31. Auflage) von Robert F. Schmidt, Florian Lang und Manfred Heckmann. S.751–762. Springer Verlag, 2011.*

Friedrich F. Sander. *Der Säure-Basenhaushalt des menschlichen Organismus und sein Zusammenspiel mit dem Kochsalzkreislauf und Leberrhythmus (3. Auflage). Georg Thieme Verlag, 1999.*

Gesundheitslexikon. *Ursachen: Metabolische – stoffwechselbedingte – Azidose. kein Datum. www.gesundheits-lexikon.com/Mikronaehrstoffmedizin-Praevention-und-Therapie-mit-Mikronaehrstoffen-Vitalstoffen-/-Stoffwechselbedingte-Azidose/Ursachen-.html (Zugriff am 04.04.2023).*

Lars Alexander Schneider, Andreas Korber, Stephan Grabbe, Joachim Dissemond. *Arch Dermatol Res. Influence of pH on wound-healing: a new perspective for wound-therapy.298(9):413-20, doi:10.1007/s00403-006-0713-x. 2/2007.*

R. Zander. *Lebermetabolismus und Säure-Basen-Haushalt in Änasthesiol Intensivmed Notfallmed Schmerzther. 30: S. 48–51, doi: 10.1055/s-2007-996561, Klinische Physiologie. Stuttgart: Georg Thieme Verlag, 1995.*

Reinhard Larsen & Thomas Ziegenfuß. *Säure-Basen-Haushalt in Beatmung – Grundlagen und Praxis. S.129–158. Berlin Heidelberg: Springer Verlag, 1999.*

Pascoe Gießen. *Pascoe-Kompendium – Therapeutisches Handbuch und Präparateverzeichnis. S.833. 2020.*

Wikipedia. *Anionenlücke. kein Datum. https://de.wikipedia.org/wiki/Anionenl%C3%BCcke#Vergr%C3%B6%C3%9Ferte_Anionenl%C3%BCcke_(Additionsazidose) (Zugriff am 04.04.2023).*

Wikipedia. *Respiratorische Azidose. kein Datum. www.de.wikipedia.org/wiki/Respiratorische_Azidose (Zugriff am 04.04.2023).*

Spenglersan Therapie

D. Pusch. *Der Spenglersan Kolloid Blut Test mit den Spenglersan Kolloiden D und Dx. Spenglersan Eigenverlag, 2014.*

Nicola Gruber. *Therapie-Empfehlungen zur Anwendung der Spenglersan Kolloide und der Entoxin-Präparate (2. Auflage). Spenglersan Eigenverlag, 2014.*

Nicola Gruber, G. Halsband, E. Hock, F. Kliemchen, A. Manca, L. Ziller. *Der Spenglersan® Kolloid Blut Test, Qualitätszirkel „Spenglersan Blut Test". Spenglersan Eigenverlag, 2013.*

Siddhartha Popat. *Regulationsfähigkeit des Organismus steigern – Immunmodulationstherapie nach Dr. Spengler. Deutsche Heilpraktiker Zeitung. 3: 31–33. 2010*

Spenglersan. *Die Spenglersan® Kolloid Immuntherapie. Wissenschaftliche Untersuchungen zur Wirkweise. Spenglersan Eigenverlag, 2014.*

Spenglersan. *Das Entoxin – System. Die Entoxin-Präparate, Orginal nach Dr. med. Ewald Kleine. Spenglersan Eigenverlag, 2014.*

Spenglersan. *Ginkgo Meckel® Homöopathisches Arznei-mittel. Spenglersan Eigenverlag. 2014.*

Spenglersan. *Spenglersan Kompendium für Fachkreise. 2022*

TENS-Therapie

Eckart Schuster. *WoundEL Therapie = Hoffnung, Zuversicht für das scheinbar Ausweglose? Teil 1: Einleitung. zuletzt aktualisiert am 04.04.2023. https://dasmobile-wundzentrum.de/woundel-therapie-hoffnung-zuversicht-fur-das-scheinbar-ausweglose-teil-1-einleitung/*

GerroMed GmbH. *woundEL®: Wissenschaftliche Broschüre. Klinische Nachweise für die woundEL-Therapie. S.24. 09/2009.*

GerroMed GmbH. *Von der Grundlagenforschung zur therapeutischen Anwendung.*

GerroMed GmbH, *woundEL® Gebrauchsanweisung: Der Wund-Schrittmacher. 5/2006.*

GerroMed GmbH. *woundEL® Gebrauchsinformation: Der Wund-Schrittmacher. 2/2007.*

GerroMed GmbH. *woundEL® Patienteninformation: Der Wund-Schrittmacher. 6/2009.*

Monika Wolfsgruber. *Wundmanagement. Die Elektrostimulation der chronischen Wunde. kein Datum. https://www.wundmanagement-tirol.at/upload/939721_Elektrostimulation%20Monika%20Wolfsgruber.pdf (Zugriff am 04.04.2023).*

Omron-Healthcare. *Produktbeschreibung für ein TENS-Gerät. kein Datum. www.omron-healthcare.de/de/kategorie/schmerztherapiegeraete (Zugriff am 04.04.2023).*

Raymund Pothmann. *TENS – Transkutane elektrische Nervenstimulation in der Schmerztherapie (3. Auflage). Stuttgart: Hippokrates Verlag, 2003.*

Werner Wenk. *Elektrotherapie (2. Auflage). Berlin Heidelberg: Springer Verlag, 2011.*

Wundfibeln

Prof. Dr. Wolfgang Niebel, Martina Greisheimer. *Wundfibel – Empfehlungen zur lokalen Wundtherapie für das Universitätsklinikum Essen. Essen: Eigenverlag, 2005.*

Prof. Dr. med. Günter Hünefeld. *Wundfibel für chronische sekundär heilende Wunden. Eigenverlag, 2004.*

Studien

Studien Evidenzbasierte Aromatherapie bei Schmerzen

M. Wegesser, *https://unipub.uni-graz.at/obvugrhs/content/titleinfo/800991/full.pdf*

B. Meier, *https://scholar.archive.org/work/tttupmzjszai3njadodvthaiou/access/wayback/https://www.karger.com/Article/Pdf/350222*

Lenardão EJ, Lucielli Savegnago RG, Jacob FN. et al. (2016). *Antinociceptive effect of essential oils and their constituents: An update review. J Braz Chem Soc 2016; 27 (03) 435–474*

Liu WR, Qiao WL, Liu ZZ. et al. (2013). *Gaultheria: Phytochemical and pharmacological characteristics. Molecules 2013; 18 (10) 12071–12108*

Le Faou M, Beghe T, Bourguignon E. et al. (2005). *The effects of the application of Dermasport plus Solution Cryo in physiotherapy. Int J Aromather 2005; 15: 123–128*

Nasiri A, Mahmodi MA. (2018). *Aromatherapy massage with lavender essential oil and the prevention of disability in ADL in patients with osteoarthritis of the knee: A randomized controlled clinical trial. Compl Ther Clin Pract 2018; 30: 116–121*

Higashi Y, Kiuchi T, K. Furuta (2010). *Efficacy and safety profile of a topical methyl salicylate and menthol patch in adult patients with mild to moderate muscle strain: A randomized, double-blind, parallel-group, placebo-controlled, multicenter study. Clin Ther 2010; 32 (01) 34–43*

Zhang B, Li JB, Zhang DM. et al. (2007). *Analgesic and anti-inflammatory activities of a fraction rich in gaultherin isolated from Gaultheria yunnanensis (FRANCH.) REHDER. Biol Pharm Bull 2007; 30 (03) 465–469*

Ou MC, Lee YF, Li CC. et al.(2014). *The effectiveness of essential oils for patients with neck pain: A randomized controlled study. J Altern Compl Med 2014; 20 (10) 771–779*

Kristiniak S, Harpel J, Breckenridge DM. et al.(2012). *Black pepper essential oil to enhance intravenous catheter insertion in patients with poor vein visibility: A controlled study. J Altern Compl Med 2012; 18 (11) 1003–1007*

Yayla EM, Ozdemir L. (2022). *Effect of inhalation aromatherapy on procedural pain and anxiety after needle insertion into an implantable central venous port catheter: A quasi-randomized controlled pilot study. Cancer Nurs 2019; 42 (01) 35–41*

Scandurra C, Mezzalira S, Cutillo S. et al. (2022). *The effectiveness of Neroli essential oil in relieving anxiety and perceived pain in women during labor: A randomized controlled trial. Healthcare (Basel) 2022; 10 (02) 366*

Zardosht R, Basiri A, Sahebkar A. et al. (2021). *Effect of chamomile oil on Caesarean section pain in primiparous women: A randomized clinical trial. Curr Rev Clin Exp Pharmacol 2021; 16 (04) 369–374*

Ou MC, Hsu TF, Lai AC. et al. (2012). *Pain relief assessment by aromatic essential oil massage on outpatients with primary dysmenorrhea: A randomized, double-blind clinical trial. J Obstet Gynaecol Res 2012; 38 (05) 817–822*

Sasannejad P, Saeedi M, Shoeibi A. et al. (2012). *Lavender essential oil in the treatment of migraine headache: A placebo-controlled clinical trial. Eur Neurol 2012; 67 (05) 288–291*

Ahmadifard M, Yarahmadi S, Ardalan A. et al. (2020). *The efficacy of topical basil essential oil on relieving migraine headaches: A randomized triple-blind study. Compl Med Res 2020; 27 (05) 310–318*

Teuscher E, Melzig M, Villmann E. et al. (1990). *Untersuchungen zum Wirkungsmechanismus ätherischer Öle. Z Phytother 1990; 1: 87–92*

Lee HW, Ang L, Kim JT. et al. (2021). *Aromatherapy for symptom relief in patients with burn: A systematic review and meta-analysis. Medicina (Kaunas) 2021; 58 (01) 1*

Lavendelinhalation bei Verbandswechsel

https://www.medical-tribune.de/medizin-und-forschung/artikel/mit-provence-duft-gegen-schmerzen/

Studie: https://www.sciencedirect.com/science/article/pii/S0965229921000996?via%3Dihub

Studien zur Hirudotherapie in der Wundversorgung

L. Amani, N. Motamed, Ardakani MM, Shasaltaneh MD, Malek M, Shamsa F, Fatemi E & Amin M, (2021). Journal of Natural Pharmaceutical Products 2021, Semi-solid product of medicinal leech enhances wound healing in rats

Asutkar SG & Bhatbhage B, (2018). International Journal of Research in Indian Medicine 2018; 2 (6): 1–14, A conceptual study of wound bed preparation by leech therapy (Jalaukavacharana) in patients of Dushta Vrana w.s.r. chronic non-healing wound

Badwe Y & Maindale K, (2018).Indian Journal of Applied Research 2018; 8 (11): 4–5, Role of Jalaukavacharana & Vrana Dhawan in wound bed preparation of chronic non healing venous ulcer for skin grafting – A case study

Balasooriya D, Karunarathna C & Uluwaduge I, (2021). Journal of Ayurveda and Integrative Medicine 2021, Wound healing potential of bark paste of Pongamia pinnata along with hirudotherapy: A single case study

Darestani KD, Mirghazanfari SM, Moghaddam KG, S. Hejazi, (2014). Journal of Acupuncture and Meridian Studies, 2014; 7 (4): 194–201, Leech therapy for linear incisional skin-wound healing in rats

Grimaldi A, Tettamani G, Perletti G, Valvassori R & Eguileor M, (2006). Current Pharmaceutical Design 2006; 12 (24): 3033–3041, Hematopoetic cell formation in leech wound healing

Kamath M, (2020). Research Journal of Pharmacy and Technology 2020; 13 (10): 5040–5041, Role of leech therapy in wound healing – A short review

Nair HKR, Ahmad NW, Lee HL, Ahmad N, Otham S, Husnie NS, Mokhtar M & Chong DDY, (2020). The International Journal of Lower Extremity Wounds 2020, online AUG 2020, Hirudotherapy in wound healing

Asutkar SG & Bhatbhage B, (2018). A conceptual study of wound bed preparation by leech therapy (Jalaukavacharana) in patients of Dushta Vrana w.s.r. chronic non-healing wound,International Journal of Research in Indian Medicine 2018; 2 (6): 1–14

Badwe Y & Maindale K, (2018). Role of Jalaukavacharana & Vrana Dhawan in wound bed preparation of chronic non healing venous ulcer for skin grafting – A case study, Indian Journal of Applied Research 2018; 8 (11): 4–5

Studien zur TENS Therapie

Sluka KA, Bjordal JM, Marchand S. et al. (2013). What makes Transcutaneous Electrical Nerve Stimulation Work? Making Sense of Mixes Results in the Clinical Literature. Phycical Therapy 2013; 93: 1397–1402 doi:10.2522/ptj.20120281

Vance CGT, Dailey DL, Rakel BA. et al. (2014). Using TENS for pain control: the state of evidence, Pain Management. 2014; 4: 197–209 doi:10.2217/pmt.14.13

A. Ranker & C. Lemhöfer, (2019). Heilmittel und Heilmittelverordnungen, Elsevier Verlag, München, (1. Auflage)

Johnson MI & Ashton CH & Thompson JW, (1991). An in-depth study of long-term users of TENS, Implications for clinical use of TENS. Pain 1991; 44: 221–229

Gibson W, Wand BM, Meads C. et al. (2019). Transcutaneous electrical nerve stimulation for chronic pain – an overview of Cochrane Reviews. Cochrane Database of Systematic Reviews. 2019 4. CD011890 doi:10.1002/14651858.CD011890.pub3

Quittan M, Bily W, Crevenna R. et al.(2016). Transcutaneous Electrical Nerve Stimulation (TENS) in Patients with Pregnancy-Induced Low Back Pain and/ or Pelvic Girdle. Pain, Phys Med Rehab Kuror 2016; 26: 91–95 doi:10.1055/s-0035-1565058

Adunsky, (2005). Decubitus direct current treatment (DDCT) of pressure ulcers: Results of a randomized double blindet placebo controlled study. Archives of Gerontology and Geriatrics, 41 (3): 261–269

G. Daeschlein, (2007). Antibacterial activity of positive and negativ polarity low-voltage pulsed current on six topical gram positive and gram negative bacterial pathogens of chronic wound. Wound Rep. And Reg., 15: 399–403

L. Foulds & A. Barker, (1983). Human skin Battery potentials and their possible role in woundhealing, Britisch Journal of Dermatology, 109, 515–522

S.E. Gardner, (1999). Effect of electrical stimulation on chronic wound healing: a Meta-Analysis. Wound Rep. And Reg., 7: 495–503

M. Jünger, (2008). Local therapy and treatment costs of chronic, venous leg ulcer with electrical stimulation (Dermapulses®); prospective, placebo controlled double blind trial. Wound Rep. And Reg. 16 (4): 480–487

C. Kincaid, (1989). Inhibition of bacterial grow in vitro following stimulation with high voltage, monophasic pulsed current. Phys. Therapy, 69, (8): 651–655

Studien zur Lasertherapie

DANHOF (2000).

TRELLES et al. (2000).

SIMUNO-VIC (2000).

SILVEIRA (2002).

KARU (2010, 2014).

XING etal. (2014).

MENSE (2008).

HUANG et al. (2010).

Weitere Informationen zur Ernährungstherapie bei Wunden finden Sie unter

www.wundmitte.de

https://www.zink-portal.de/verminderte-wundheilung/https://www.zink-portal.de/verminderte-wundheilung/

https://www.wkz.at/ernaehrung-und-wundheilung-welche-rolle-das-essen-bei-der-heilung-von-wunden-spielt/

https://www.molnlycke.de/unsere-expertise/expertenwissen-moderne-wundversorgung/ernahrung-bei-menschen-mit-chronischen-wunden/

https://www.vitamindoctor.com/gesund-werden/haut-haare/wundheilung/

https://www.pascoe.de/fileadmin/media/pascoe.deDownloads/Broschueren-Flyer_PDF/pral-wert-tabelle-pascoe.pdf

https://www.gesundkraft-fasten.de/wp-content/uploads/2018/03/pral-tabelle.pdf

https://www.zentrum-der-gesundheit.de/saure-und-basische-lebensmittel.html

Glossar

Arterioskelose: Arterienverkalkung

bakteriostatisch: Bakterienwachstum hemmend

bakterizid: Bakterien abtötend

Cutis: Haut

Débridement: Entfernung von abgestorbenen Gewebe aus der Wunde

Dekubitus: Druckgeschwür

Enzym: biochemischer Katalysator

Epidermis: Oberhaut

Exsudat: Absonderungen aus der Wunde, meist entzündlich bedingte

Epithelisierungsphase: Reparaturphase

Exsudationsphase: Reinigungsphase

Fibrin: ein Protein das für die Blutgerinnung wichtig ist

Granulationsgewebe: Bindegewebe das im Verlauf der Wundheilung gebildet wird

Granulationsphase: Auffüllung von Wunddefekten mittels Bindegewebe

Hämatom: Bluterguss

Hämostase: Blutstillung

Inflamationsphase: dasselbe wie Exsudationsphase

Infektion: Erreger breiten sich aus (lokal oder systemisch)

Insuffizienz: Leistungsminderung oder Funktionseinschränkung

Ischämie: Minderdurchblutung

Kollagen: Struktur im Bindegewebe

Kolonisation: Besiedlung mit Mikroorganismen

Kontamination: Verunreinigung eines Objektes

Kutis: Haut

Läsion: Schädigung, Verletzung von Gewebe

Mikroorganismus : Kleinstlebewesen

Nekrose: abgestorbenes Gewebe

Ödem: Schwellung von Gewebe aufgrund von Flüssigkeitsansammlungen

pAVK: periphere arterielle Verschlusskrankheit

präoperativ: vor einer Operation

postoperativ: nach einer Operation

Prävention: Vorbeugung

proinflammatorisch: entzündungsfördernd

Proliferaton: Wachstum, Vermehrung

Sepsis: systemische Entzündungsreaktion nach Infektion mit Bakterientoxinen, Blutvergiftung

Subkutis: Unterhaut

Superabsorber: Stoff der das mehrfache an seinem Eigengewicht an Flüssigkeit aufnehmen kann

Ulcus cruris: Unterschenkelgeschwür

zytotoxisch: zellschädigend

Bildquellenverzeichnis

S. 7: © triocean – stock.adobe.com
S. 8: © leungchopan – stock.adobe.com
S. 9: © designua – stock.adobe.com
S. 10: © Joaquin Corbalan – stock.adobe.com
S. 11: © Nathut – stock.adobe.com
S. 13: © Ulf – stock.adobe.com
S. 14: © PhotoSG – stock.adobe.com
S. 17: © ok-foto – stock.adobe.com
S. 32: © UlrikaArt – stock.adobe.com
S. 33: © Tartila – stock.adobe.com
S. 37: © BillionPhotos – stock.adobe.com
S. 39: © Mila Supinskaya – stock.adobe.com
S. 41: © Sonja Birkelbach – stock.adobe.com
S. 43: © ArtSys – stock.adobe.com
S. 45: © macrovector – stock.adobe.com
S. 48: © Li Ding – stock.adobe.com
S. 51: © Sebastian Duda – stock.adobe.com
S. 54: © rein – stock.adobe.com
S. 55: © kreativwerden – stock.adobe.com
S. 57: © 2707195204 – stock.adobe.com
S. 60: © Dmitriy Syechin – stock.adobe.com
S. 62: © antoineartaud – stock.adobe.com
S. 63: © BioMonde BM98 Media Pack zur Verfügung gestellt von BioMonde, © BioMonde BioMonde-Creative-47 Media Pack zur Verfügung gestellt von BioMonde
S. 67: © bcorn – stock.adobe.com
S. 68: © photocrew – stock.adobe.com
S. 70: © www.tierfilmer.info – stock.adobe.com
S. 71: © Sonja Birkelbach – stock.adobe.com
S. 74: © Sebastian Duda – stock.adobe.com
S. 78: © Nitr – stock.adobe.com
S. 79: © pikovit – stock.adobe.com
S. 80: © troyanphoto – stock.adobe.com
S. 82: © Shotmedia – stock.adobe.com

S. 83: © andrey_orlov – stock.adobe.com
S. 84: © denio109 – stock.adobe.com
S. 87: © Olga Che – stock.adobe.com
S. 91: © artinspiring – stock.adobe.com
S. 93: © Microgen – stock.adobe.com
S. 95: © javiindy – stock.adobe.com
S. 97: © javiindy – stock.adobe.com
S. 99: © Yakov – stock.adobe.com
S. 101: © familylifestyle – stock.adobe.com
S. 103: © Artur – stock.adobe.com
S. 108: © Olga – stock.adobe.com
S. 110: © ZayNyi – stock.adobe.com
S. 111: © Anusorn – stock.adobe.com
S. 112: © VectorMine – stock.adobe.com
S. 113: © VectorMine – stock.adobe.com
S. 114: © eranicle – stock.adobe.com
S. 116: © fotoliaxrender – stock.adobe.com
S. 117: © olenka758 – stock.adobe.com
S. 124: © JPC-PROD – stock.adobe.com
S. 129: © ververidis – stock.adobe.com
S. 130: © HENADZY – stock.adobe.com
S. 131: © Photo Feats – stock.adobe.com
S. 136: © Thomas Francois – stock.adobe.com
S. 137: © ExQuisine – stock.adobe.com
S. 138: © MrPreecha – stock.adobe.com
S. 141: © pisut – stock.adobe.com
S. 142: © A_Skorobogatova – stock.adobe.com
S. 143: © PiLensPhoto – stock.adobe.com
S. 144: © zcy – stock.adobe.com
S. 145: © Prot – stock.adobe.com
S. 146: © tomasztc – stock.adobe.com
S. 147: © ExQuisine – stock.adobe.com
S. 148: © tom – stock.adobe.com
S. 149: © soulgems – stock.adobe.com
S. 150: © simageBROKER – stock.adobe.comr

Die Autorin

Agnieszka See wurde in Peiskretscham/Polen geboren und ist in Bielefeld aufgewachsen. Inzwischen wohnt sie im schönen Edingen-Neckarhausen.

Seit 2007 ist die Autorin als Gesundheits- und Krankenpflegerin tätig. Ihre Schwerpunkte waren die Bauch- und Gefäßchirurgie sowie die HNO- und Augenheilkunde. Durch diese Tätigkeit hatte sie schon sehr früh den Bezug zu operativen und chronischen Wunden. Seit 2012 liegt ihr Behandlungsschwerpunkt in der Versorgung von neurologisch intensivpflichtigen Patienten. Zudem ist sie auf der Intensivstation als Wundexpertin ICW für die Wundversorgung zuständig.

Während ihres beruflichen Werdeganges hat sie als Gesundheits- und Krankenpflegerin immer wieder festgestellt, dass die Schulmedizin eine perfekte Notfall-, Diagnose- und Intensivbehandlung bietet. Was ihr jedoch in den Jahren gefehlt hat waren Maßnahmen, die unsere Selbstheilungskräfte unterstützen können.

So hat sie sich mit naturheilkundlichen Methoden beschäftigt und schließlich 2019 ihre Zulassung als Heilpraktikerin erhalten. Im Therapiezentrum Mannheim durfte sie anschließend ihre Kenntnisse in die Praxis umsetzen und vieles lernen. 2020 wagte sie den Schritt einer eigenen Praxis als Heilpraktikerin in Sandhausen.

„In meiner Praxis versuche ich die schulmedizinischen und naturheilkundlichen Diagnostikverfahren und Therapien miteinander in Einklang zu bringen, um meinen Patienten eine ganzheitliche Behandlungsmöglichkeit anbieten zu können, in der meine langjährige Erfahrung mit einfließt."

Als Dozentin vermittelt sie ihr Wissen an ihre Kollegen in der Pflege, an Ärzte und Heilpraktiker (Dr. Ausbüttel, Paracelsus Schule Mannheim). Sie bietet zahlreiche Online-Vorträge, praktische Workshops sowie Seminare und Kurse an, in denen sie die naturheilkundlichen Therapiemöglichkeiten vorstellt.

Aktuelle Angebote finden Sie unter kikudoo.com/heilpraktikerin-2

www.cv-see.de

Aus- und Fortbildungen

- 2014 Praktische Homöopathie (ILS)
- 2015 Akupunktur (BTB)
- 2016 Naturheilverfahren (BTB)
- 2016 Heilpflanzen (BTB)
- 2017 Entspannungspädagogin/Seminarleiterin für autogenes Training und progressive
- Muskelentspannung nach Jacobson (BTB)
- 2017 Ernährungsberaterin (BTB)
- 2017 Gesundheitspädagogin/-beraterin (BTB)
- 2018 Burnout-Prävention (BTB)
- 2016 Kinesiologie-Tape Kompakt-Seminar

- 2017 Wundexpertin ICW
- 2018 Mykotherapeutin
- 2019 Gesund- und Aktiv-Therapeutin
- 2020 Vitalstoffberaterin (E.N.S.I.G.N)
- 2020 Allergo dent Hormonfortbildungsreihe (Hormonsprechstunde in der naturheilkundlichen Praxis)
- 2020 Spenglersan Expertin
- 2020 zertifizierte Fachspeziallisten für das Immunsystem (FAKOM)
- 2020 zertifizierte Expertin in Sport-Health-Balance (D.A.H.N. – Deutsche Akademie für Homöopathie und Naturheilverfahren)
- 2021 zertifizierte Spezialistin für Mikrobiologische Therapie (AMT – Arbeitskreis für Mikrobiologische Therapie e. V.)
- 2021 zertifizierte Expertin in Darmgesundheit (D.A.H.N.)
- 2021 Mikroimmuntherapie Grundlagenseminar und Aufbaukurs I (MeGeMIT), zertifizierte Basisausbildung Mikroimmuntherapie (Naturheilkunde-Akademie)
- 2021 Aromatherapie in der Pflege (Wundmanagement Köln, Inga Hoffman)
- 2021 Mykotherapie (Myko Campus)
- 2021 zertifizierte Detox-Trainerin (D.A.H.N.)
- 2021 Basale Stimulation Grundkurs nach Prof. Dr. Fröhlich (Agaplesion Akademie Heidelberg)
- 2021 Zertifikatslehrgang Metalltherapeutin (Natura Naturans)
- 2022 Mikroimmuntherapie Aufbaukurs II (MeGeMIT)
- 2022 Sachkundennachweis Labormedizin
- 2021 Osteopathie und Chiropraktik (Karl-Otto-Franke, FAKOM)
- 2021 zertifizierte Hydroxypathin (Sana Care Akademie)
- 2022 Darmtherapeutin (VitaminDoctor)
- 2022 Immuntherapie nach Dr. C. Spengler (zertifizierte Immunexpertin nach Dr. Carl Spengler), D.A.H.N.
- 2022 Aromatherapie Grundausbildung (Agaplesion Akademie Heidelberg)
- 2022/2023 Fortbildung: Die Praxis der Paracelsus Medizin und die Heilmittel nach Alexander von Bernus, die Solunate

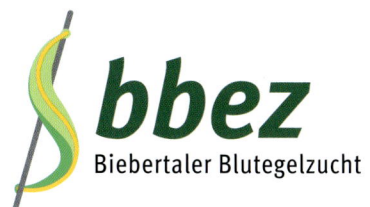
bbez
Biebertaler Blutegelzucht

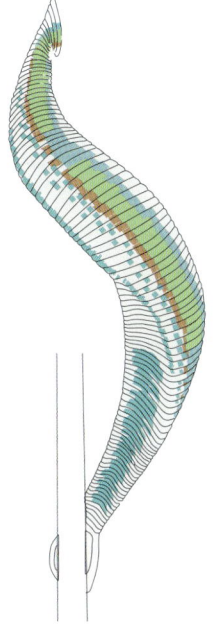

SEMINARE FÜR THERAPEUTEN

Therapeuten erwerben in unseren Basis- und Aufbau-seminaren die erforderlichen theoretischen und prakti-schen Detailkenntnisse zur sachgemäßen Anwendung dieser vielseitig wirksamen Therapieform:

www.blutegelseminare.de

THERAPEUTENLISTE

Unsere Kunden können sich in einer Blutegeltherapeuten-Datenbank eintragen lassen, welche es interessierten Patienten erleichtert, Sie als (ortsnahen) Blutegelthera-peuten zu finden.

www.blutegel.de (unter Therapeutensuche)

FÜHRUNGEN

Falls Sie Interesse haben zu erleben, wie die Egel bei uns aufwachsen, vereinbaren Sie gerne eine Führung. Sicher eine spannende Erfahrung!

Über 30 Jahre Innovation im Einklang mit der Natur

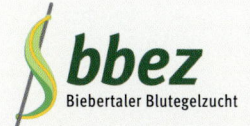
bbez
Biebertaler Blutegelzucht

Biebertaler Blutegelzucht GmbH
Talweg 31 | D-35444 Biebertal

tel +49 6409 66140-0
fax +49 6409 66140-75

blutegel@blutegel.de
www.blutegel.de